RUEDIGER DAHLKE

Endlich wieder richtig schlafen

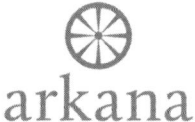

arkana

RUEDIGER DAHLKE

Endlich wieder richtig schlafen

Das Selbsthilfeprogramm

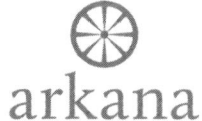

arkana

Diese Ausgabe ist eine überarbeitete Fassung
des 2005 erschienenen Buches von Ruediger Dahlke
»Schlafratgeber – Einschlafen, Durchschlafen, Ausschlafen«.
Die beigefügte CD mit Heilmeditationen erschien erstmals 2002
und ist auch separat als CD sowie als Download erhältlich
unter dem Titel »Schlafprobleme« im arkana audio Programm.

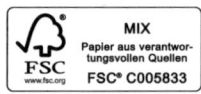

Verlagsgruppe Random House FSC® N001967
Das für dieses Buch verwendete
FSC®-zertifizierte Papier Munken Premium Cream
liefert Arctic Paper Munkedals AB, Schweden.

1. Auflage
Originalausgabe
© 2014 Arkana, München
in der Verlagsgruppe Random House GmbH
Lektorat: Christine Stecher
Layout und Satz: FELSBERG Satz & Layout, Göttingen,
unter Verwendung einer Grafik von Iosif Szasz-Fabian, Fotolia.com
Umschlaggestaltung: Uno Werbeagentur, München
Umschlagmotiv: FinePic®, München
Druck und Bindung: Těšínská tiskárna, a.s., Český Těšín
Printed in the Czech Republic
ISBN 978-3-442-34170-2

www.arkana-verlag.de

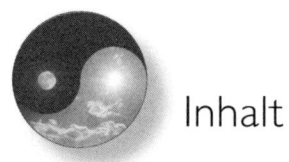

Inhalt

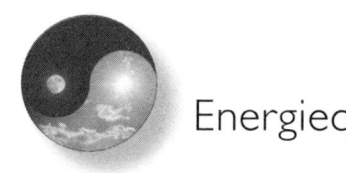

Energiequelle Schlaf

Die meisten Menschen verfügen über große Kraftreserven – wir müssen nur erkennen, wo sie versteckt sind und wie wir sie nutzbar machen können. Neben (Atem-)Luft, (Trink-)Wasser und Lebensmitteln ist Schlaf die elementarste Quelle für Gesundheit, Regeneration und Wohlbefinden. Wenn er einer sanften Einladung folgt, kann der Schlaf außerdem etwas wundervoll Beschwingtes ins Leben bringen und der dunklen Seite unserer Existenz besondere Bedeutung verleihen. Wenn er uns sanft in sein Reich entführt, ist auf seinen und den Schwingen der Träume gut reisen.

Unter dem Druck des modernen Lebens machen heute viele die Erfahrung, dass guter, erholsamer Schlaf weder käuflich noch zu erzwingen ist. Denn die Nacht und der Schlaf gehören zum weiblichen Pol der Wirklichkeit, und in diesem Reich ist wenig zu *machen*. Hier können wir lediglich sanft anbahnen und *geschehen lassen* und uns den natürlichen Abläufen und Rhythmen anpassen und fügen.

In der griechischen Mythologie gilt Nyx, die Nacht, als unmittelbar aus dem uranfänglichen Chaos hervorgegangenes Urprinzip. Sie ist die weibliche Urmutter und existierte lange vor allem anderen – also auch vor dem Männlichen und dem Tag. Während sie in jenen frühen Zeiten als Grundlage des Lebens galt, muss Nyx, die Nacht, heute die Menschen geradezu ge-

*gen deren Willen zwingen, zu ihren Anhängern zu werden und
ihre Gaben zu nutzen und zu genießen*

Krankheit vorbeugen, Heilung fördern

Es lohnt sich, für eine ungestörte Nachtruhe zu sorgen. Wer
gesund bleiben und vorzeitigen Alterungsprozessen vorbeugen
will, muss dem Organismus genug Zeit einräumen, sich zu regenerieren und entstandene Schäden wieder auszugleichen.

In jeder Sekunde bauen wir zehn Millionen Körperzellen
ab; folglich müssen wir als Erwachsene in jeder Sekunde auch
zehn Millionen Zellen wieder aufbauen, Heranwachsende noch
viel mehr. Und diese notwendige Regeneration – wie auch jede
andere systemerhaltende Maßnahme – findet vor allem in der
Ruhe, also über Nacht, statt.

Unser Körper ist generell so organisiert, dass aktive, nach außen gerichtete Aktionen unter dem Einfluss des archetypisch
männlichen sympathischen Nervensystems stehen, während
Tätigkeiten, die nach innen auf Selbst- und Arterhaltung zielen,
dem archetypisch weiblichen parasympathischen Nervensystem
zugeordnet sind. Jede Reparatur erfolgt unter der Oberhoheit
des parasympathischen Systems und findet in Ruhezeiten statt,
also besonders in der Nacht und während des Mittagsschlafes
oder in tiefer Entspannung oder in der Meditation. Der Schlaf
wird deshalb auch zur Therapie für viele Symptombilder.

Ausreichend Schlaf stärkt das Immunsystem, indem er die
Bildung von Antikörpern fördert und die Blutzuckerregula-

tion verbessert. Insgesamt steigt mit ausreichend gutem Schlaf nicht nur die körperliche Abwehrbereitschaft, sondern auch die Fähigkeit, sich seiner Haut im übertragenen Sinne zu wehren. Außerdem wirkt guter Schlaf vorbeugend bei Zivilisationskrankheiten wie Übergewicht und Bluthochdruck.

Bei Schlafentzug wird der Organismus sogleich anfällig für Infektionen. Da Schlafentzug alle möglichen Entgleisungen des Stoffwechsels wie etwa Diabetes nach sich zieht, ist davon auszugehen, dass ausreichender Schlaf auf all diese Fließgleichgewichte stabilisierend wirkt.

Gleichermaßen wird das Blutsystem durch Schlafen in Balance gehalten, denn Schlafentzug führt häufig zu Blutdruckkrisen, was sich als niedriger oder hoher Blutdruck zeigt. Außerdem treten bei Schlafentzug Sehstörungen auf, was darauf schließen lässt, dass sich schlafend auch die Augen erholen und wir genügend Schlaf brauchen, um Durchblick zu bewahren und unsere Augen zu schonen.

Überhaupt zeigen uns alle bei Schlafentzug auftretenden Probleme auf ihrer Kehrseite, was bezüglich Quantität und Qualität ausreichender Schlaf für uns leistet und was er uns damit alles erspart. Schlafentzug reduziert drastisch die Konzentrationsfähigkeit, wodurch das Unfallrisiko erheblich steigt. Außerdem werden die solcherart am Schlaf Gehinderten mürrisch, oft auch melancholisch bis depressiv. Sie fangen manchmal an zu zittern, ein typisches Zeichen für aufsteigende Angst. Aus all diesen Tatsachen lässt sich schließen, dass ausreichender Schlaf unsere Stimmung hoch hält, das Nervensystem regeneriert und seine Ordnung wahrt.

Eigentlich wussten Menschen wohl immer, wie heilsam Schlaf ist. Im Schlaf wird am wenigsten Energie benötigt; somit steht genügend Energie für die wichtigen Regenerationsprozesse zur Verfügung. Auch wird im Schlaf unter anderem ein Anstieg von Interleukinen, das sind von Zellen gebildete Kommunikationsproteine, beobachtet. Sie nehmen nachts im Schlaf vermehrt den Kampf mit Erregern auf. Dies ist einer der Gründe für den heute bei schwersten Problemen üblichen Heilschlaf, das künstliche Koma. Ausgehend von der Erfahrung, dass der Organismus im tiefen Schlaf am besten regeneriert, werden Schwerstkranke oder Schwerverletzte in einen medikamentös ausgelösten Tiefschlaf versetzt. Das künstliche Koma zeigt auf seine Art die großen Heilungskräfte, die im Schlaf frei werden, wenn er tief genug und ungestört ist.

Darüber hinaus ist Schlaf auch aus schulmedizinischer Sicht der einfachste und wirkungsvollste Ausgleichsfaktor für einen aus der Balance geratenen Menschen. Als natürlicher Mittler zwischen der Aktivität des vergangenen und der des kommenden Tages kann er helfen, die eigene Mitte wiederzufinden. Bei Schlafentzug und Störung der Traum- oder REM-Phasen, wie manchmal bei stillenden Müttern, kann es sogar zu Halluzinationen kommen, die sich aber durch ausreichenden REM-Schlaf sogleich zurückbilden. Guter Schlaf erhält also neben der körperlichen auch unsere geistige Gesundheit, schlechter Schlaf bedroht sie, indem er der dunklen Seite der Seele, die C. G. Jung »Schatten« nannte, zum Durchbruch verhilft. Guter Schlaf ist in diesem Sinne eine ausgezeichnete Basis für Neuanfänge. Man spricht ja auch von wachen oder ausgeschlafenen Typen. Aus der Frische regenerierter Kraft gelangen wir zu einem Zustand, in dem wir uns selbst und der Welt schon am Morgen gewogen sind.

Von den mythischen Kindern von Nyx, der Nacht, kennen wir vor allem Hypnos, den Schlaf, und seinen Bruder Thanatos, den Tod. Allerdings werden beide in unserer Lebenswelt leicht zu Schattengestalten, denn ihr gemeinsames Thema des Loslassens und Hingebens wird gern aus dem Tagesbewusstsein verbannt. Doch durch die Erkenntnismöglichkeiten, die der Schlaf uns bietet, wirkt er auch reinigend. Schlaf bringt uns ins Gleichgewicht, schenkt inneren Frieden und eröffnet darüber hinaus den Ausblick auf die Welt jenseits der Polarität. Die Seele weiß um diese Zusammenhänge, die der moderne Mensch nur zu gern verdrängt oder wirklich vergisst.

»Anti-Aging«

Der Schlaf ist unser wichtigster Jungbrunnen. In diesem Zusammenhang hat das Hormon Melatonin größte Bedeutung, denn es hilft, vorzeitige Alterungsprozesse zu verhindern. Melatonin ist ein natürliches körpereigenes Schlafmittel und ein Baustein für gute Gesundheit. Nur wenn es dunkel ist, wird dieser wertvolle Stoff von der Zirbeldrüse (Epiphyse) ins Blut ausgeschüttet. Guter Schlaf im tiefen Dunkel der Nacht steigert die Melatoninproduktion. Ein ausreichend hoher Melatoninspiegel sichert seinerseits wiederum tiefen Schlaf. Ab einer Lichtstärke von 2000 Lux wird die Ausschüttung von Melatonin allerdings vermindert, ab 20 000 Lux massiv beeinträchtigt. Wer sein nach Osten gelegenes Schlafzimmer nicht abdunkelt, wird also im Sommer deutlich weniger schlafen, da die Morgensonne das Melatonin frühzeitig abschaltet.

Über seine schlafspezifische Wirkung hinaus ist Melatonin ein wirksames Antioxidans. Es steigert die Abwehrkraft und hemmt das Wachstum bestimmter Tumore. Im Übrigen scheint das Melatonin der Chef unter den Hormonen zu sein und deren Ausschüttung zu verringern. Auf diese Weise sorgt es für hormonelle Ruhe in der Nacht.

Während des ungestörten Schlafes kann das Melatonin seine Schutzfunktionen entfalten. Wird die Melatoninproduktion durch Störungen der Nachtruhe reduziert, kann dies – auf dem Boden entsprechender seelischer Muster wie in *Krankheit als Symbol* beschrieben – Krebswachstum fördern. All das sind Gründe, warum viele US-Amerikaner Melatonin abends als Pharmakon einnehmen; natürlich wäre es besser, seine natürliche Produktion nicht zu stören.

Der Körper stellt Melatonin aus dem Neurotransmitter und Wohlfühlhormon Serotonin her, das wiederum aus der Aminosäure L-Tryptophan entsteht. Diese Kaskade erklärt vieles, zum Beispiel auch, warum im Herbst, wenn wir bei weniger Sonnenlicht länger schlafen, folglich mehr Melatonin (ver-)brauchen, die Stimmung sinken kann, sogar bis zur Herbst-Winter-Depression. Dann steigt auch der Konsum von Süßigkeiten, weil Süßes, und besonders die Schokolade, etwas L-Tryptophan enthält.

Vor diesem Hintergrund wird deutlich, warum Depressive mit ihrem chronischen Mangel an Serotonin so häufig Schlafstörungen haben. Ihnen fehlt Melatonin. Statt nun aber Antidepressiva der Klasse der Serotoninwiederaufnahme-Hemmer zu schlucken (wie Fluorexin, Cipralex, Fluctine) oder Berge an Süßigkeiten zu verdrücken, wäre es naheliegend, für eine natürliche L-Tryptophan-Quelle zu sorgen. Die einfachste Methode liegt in der Einnahme eines gehäuften Esslöffels der auf Bio-Qualitätsebene erhältlichen Rohkost *»TAKEme* Glücksnahrung« (über www.heilkundeinstitut.at), und zwar morgens nüchtern und eine halbe Stunde vor dem Frühstück. Es füllt die Serotoninspeicher auf natürliche und gesunde Weise für den ganzen Tag.

So schlafen Sie sich jung

Schlaf wird zum Jungbrunnen durch die Förderung der körpereigenen Melatoninproduktion. Dafür lässt sich einiges tun:
- Das Schlafzimmer gut verdunkeln
- Für nächtliche Ruhe sorgen
- Dem Organismus ausreichend Schlafzeit schenken
- Schlafplanung, die den Wecker überflüssig macht
- Für ausreichend Serotonin sorgen, am einfachsten mit *»TAKEme* Glücksnahrung« (über www.heilkundeinstitut.at)

Verjüngungseffekte stellen sich auch dadurch ein, dass sich die Haut während des Schlafes sichtbar erholt. Wegen der besseren Durchblutung erscheint sie rosiger. Sie fühlt sich glatt und seidig an – und wirkt ein wenig praller und damit optisch jünger. Das frischere Aussehen hat damit zu tun, dass sich nachts der Flüssigkeitsspiegel in den Zellen wieder einpendelt. Da dies auch für die Zellverbände des subkutanen oder Unterhautfettgewebes gilt, zeigt sich der Gewinn für die Haut besonders deutlich. Im wahrsten Sinne des Wortes wird beim Schlafen aufgetankt: mit Sicherheit Energie, aber eben auch Wasser. Der alte Ausdruck Schönheitsschlaf bekommt dadurch sogar eine wissenschaftliche Basis. Allerdings ist es – vor allem in der zweiten Lebenshälfte – günstiger, die Wasserreserven durch reichliches Trinken guten Wassers am Vormittag aufzufüllen, da späteres Trinken – besonders bei Männern – mit Störungen des Nachtschlafes durch Blasendruck verbunden sein kann.

Schönheitsschlaf für die Haut

- Gleich morgens viel gutes Wasser trinken – je nach Geschmack auch Ingwerwasser, das bei jeder Temperatur selbst coole Typen wärmt
- Mindestens zwei Liter Wasser pro Tag zu sich nehmen
- Für frische Luft und gute Belüftung im Schlafzimmer sorgen
- Sicherstellen, dass der Schlafplatz störungsfrei ist und nicht auf geomantischen Problemzonen liegt
- Sich nach verrichtetem Tagewerk möglichst sorgenfrei auf guter Matratze zur Ruhe betten

Sich regenerieren und wachsen

Sobald wir in Tiefschlafphasen eintreten, wird auch die Hirn-anhangsdrüse (Hypophyse) aktiv und schüttet aus ihrem Füll-horn reichlich Wachstumshormon (HGH = *Human Growth Hor-mone*) aus. Das ist der Grund, warum Kinder praktisch nur über Nacht wachsen. Nach der Adoleszenz kommen jedoch anstelle dieser (Längen-)Wachstums- die schon beschriebenen Regene-rationsprozesse in Gang. Unter dem Einfluss von Wachstums-hormon fühlen wir uns ausgesprochen gut, und hier liegt wohl auch eine weitere Erklärung für die Jungbrunnenqualität des Schlafes.

Zeiten der Regeneration sind stets mit Wachstum verbun-den, und zwar äußerlich und innerlich. Anders ausgedrückt, solange bei Kindern und Jugendlichen körperliches Wachstum gefordert ist, wird das Hormon in diese Richtung zielen. Sind nach der Pubertät die Wachstumsfugen der Knochen geschlos-sen, sorgt HGH für Reparaturprozesse im Körperlichen und für Entwicklungsprozesse im Seelischen, die jeweils mit der ent-sprechenden Aufbruchstimmung verbunden sind.

Die Fähigkeit des HGH, Wachstum auf allen Ebenen anzu-regen, geht physiologisch auf den nachweisbaren Effekt zurück, dass es die Kommunikation der Nervenzellen verbessert. Die beigefügte CD nutzt die Tatsache der vermehrten Ausschüt-tung von HGH im Schlaf, indem wesentliche seelische The-men, die auf Verarbeitung drängen, angesprochen und für die Nacht geradezu heraufbeschworen werden.

Für eine erfolgreiche seelische Entwicklung scheint HGH

ein entscheidender Faktor zu sein. Seine Ausschüttung wird
auch durch Fasten gefördert, etwa dadurch, dass nach dem
Abendessen nichts mehr gegessen wird und die nächtliche Fas-
tenzeit bei wenigstens zwölf Stunden liegt, sodass das Frühstück
ein echtes *Break-fast*, ein Fastenbrechen, wird.

Bewegung in der Ruhe

Bei jeder Muskelerschlaffung, wie sie im Schlaf auftritt, können sich die Blutgefäße erweitern, was sowohl den Schlacken-
abtransport als auch die Anlieferung von Nährstoffen und
Energieträgern fördert. Der Wechsel zwischen sanfter Bewegung und entspannter Ruhe, wie er im Schlaf mit seinen vielen
Lageänderungen auftritt, ist hierfür ideal.

Die Muskeln brauchen dringend Schlafphasen, um sich zu
regenerieren, wie die meisten Leistungssportler aus Erfahrung
wissen. Muskeln wachsen außerdem wie alles andere nur im
Schlaf. Weder wird das Herz-Kreislauf-System auf der Lauf-
strecke noch irgendein anderes Muskelsystem im Fitnessstudio
stärker, dort werden lediglich Voraussetzungen und Herausfor-
derungen geschaffen. Erst im darauf folgenden Schlaf nimmt
der Organismus die notwendigen Einstellungen an die gestie-
genen Anforderungen vor.

Für die Wirbelsäule ist es überlebenswichtig, dass wir uns
zum Schlafen in die Horizontale – auf eine gute Matratze –
begeben. Deshalb wäre auch der Mittagsschlaf für sie so besonders wichtig. Das Wechselspiel von sanfter Bewegung und

optimaler Druckentlastung im Schlaf ist auch für alle anderen
Bereiche des Bewegungsapparates eine allnächtliche Wohltat.
Neben den Muskeln und Bandscheiben profitieren die Gelenk-
knorpel davon. Strukturen wie Bandscheiben und Gelenk-
knorpel sind darauf angewiesen, da sie mangels Durchblutung
nur über Diffusion, also das Einsickern von Körperwasser, er-
nährt werden können, was fast nur im Liegen in entspannter
Position möglich ist. Bezüglich der Osteoporose besteht im Übrigen der beste Schutz im Weglassen von Milch(produkten), die
entgegen aller Propaganda der Nahrungsmittelindustrie mehr
Kalzium nehmen als geben (siehe dazu *Peace-Food – Wie der
Verzicht auf Fleisch und Milch Körper und Seele heilt*), außerdem
in ausreichender Bewegung, weil dadurch das Knochengerüst
gefordert bleibt und ein stetiger Anreiz zu seinem Um- und
Aufbau besteht.

Schlaf auf guter Basis verschafft eine nächtliche Mobilisation,
die heutzutage immer noch zu wenig geschätzt wird. Dazu
muss man natürlich verstehen, dass der Mensch bis in den
Schlaf hinein ein Bewegungswesen ist – wir haben tatsächlich
einen Bewegungs- und keinesfalls einen Schonungsapparat –
und sein System am besten über kleine Bewegungen stabi-
lisieren kann. Durch die vielen sinnvollen Schlafbewegungen
wird die Wirbelsäule ständig leicht in ihrer Lage verändert, wodurch sich ihre Ernährung und auch ihre Regeneration deutlich verbessert.

Auch geistig-seelisch bleibt der Mensch ja die ganze Nacht
über in Bewegung und durchlebt ein ganz eigenes Leben in den
Seelen-Bilder-Welten des Traumreiches.

In der guten Ordnung liegt die Kraft

Die Einordnung in den Gesamtzusammenhang allen Lebens und das Erlernen der Spielregeln des Lebens gehört sowohl zu einem gesunden, auf Entwicklung gerichteten Tag als auch zu einem geruhsamen nächtlichen Schlaf. Wenn wir uns in der großen Ordnung der Schöpfung geborgen wissen und mit den Schicksalsgesetzen vertraut sind, können wir das Leben als jenes Spiel erkennen, das die Inder Lila nennen. Wir werden dann die Grundthemen unseres Lebens nutzen, um die eigene Gabe in unserer Begabung zu finden und sie dem Leben zu schenken.

Wer zu seinem Leben ja sagen kann und zu dem steht, was er tut, und sein jeweiliges Tagewerk gern verrichtet, wird auch in Ruhe und Gelassenheit am Abend eines erfüllten Tages im Bett liegend leicht zur Ruhe kommen und die Augen schließen. Er wird sich bereitwillig auf nächtliche Entdeckungsreise in die Traumwelten begeben und seine Batterien für einen weiteren Tag neu aufladen. Die Buchtrilogie *Die Schicksalsgesetze – Spielregeln fürs Leben*, *Das Schatten-Prinzip* und *Die Lebensprinzipien* liefern dazu eine bewährte Basis, vor allem mit den zugehörigen CDs, die das Wissen unter die Haut und in Fleisch und Blut übergehen lassen (siehe Literaturverzeichnis).

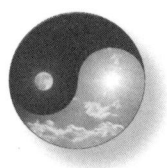

Was Sie über gesunden Schlaf wissen müssen

Es ist nicht zuträglich, die Nacht zum Tag zu machen. Allerdings braucht jeder Mensch unterschiedlich viel Schlaf. Über die sogenannte Schlafarchitektur weiß man mittlerweile, dass wir in der ersten Nachthälfte mehr Zeit im Tiefschlaf verbringen, in der zweiten mehr in leichteren Schlafphasen und im Traumschlaf.

In Schlaf sinken

Der Prozess des Einschlafens ist über das Bild der Bündelung von Energien oder von Aufmerksamkeit zu verstehen. Wer zum Beispiel je beim Lesen müde wurde, kennt den Vorgang. Kurz bevor die Augen zufallen, verengt sich das Bewusstsein eigenartig. Der Blick wird starr, und die Bedeutung der Buchstaben ist nicht mehr recht zu erfassen, weil man schon auf eine tiefere Ebene gesunken ist. Geradezu zwingend kommt es jetzt zum Einschlafen.

Einschlafen hat viel mit In-Trance-Gehen gemeinsam. Jeder besitzt diese Fähigkeit – sogar schon vor der Geburt. Bereits im Mutterleib erleben wir Phasen von Wachsein und Schlaf. Es gibt verschiedene Hilfsmittel und Strategien, um den Trance-

*zustand des Einschlafens schnell zu erreichen. Ab Seite 79
sind einige aufgelistet.*

Was geschieht, wenn wir schließlich in Schlaf gesunken sind?
Wohin reist unser Bewusstsein? Bezüglich des Bewusstseins
sind die verlässlichsten Ergebnisse dort zu finden, wo man
sich seit Jahrhunderten, wenn nicht Jahrtausenden dafür inte-
ressiert: in der hinduistischen und buddhistischen Tradition.
Dort geht man davon aus, dass es ein allumfassendes Bewusstsein gibt, das die östliche Tradition mit Buddha-Bewusstsein
umschreibt. Wer zu diesem Bewusstsein erwacht, erkennt und
erfährt alles in dieser Welt als grenzenlos und verbunden.

Es scheint, als könnten wir diesem Zustand über die Tiefschlafphase der Nacht am nächsten kommen. Würden wir es
schaffen, hier das Bewusstsein aufrechtzuerhalten, wären wir
schon mitten in der Glückseligkeit. Die Aussagen buddhis-
tischer Zen-Meister und anderer verwirklichter Menschen,
dass in diesem Meer tiefster Ruhe, in der größten Stille des
Bewusstseins, eine unglaublich kraftvolle Entwicklungs- und
Heilenergie schlummert, lassen folglich die Tiefschlafphase in
einem neuen, viel bedeutenderen Licht erscheinen.

Die Wissenschaft misst in dieser Phase von Tiefschlaf tatsächlich die höchste Ausschüttung von Wachstumshormon.
So ist es verständlich, dass wir uns einen Ausfall der Tiefschlafphase nicht leisten sollten, genauso wenig wie den von Traum-
oder REM-Schlafphasen. Die Natur hat es wohl deshalb so
eingerichtet, dass die Tiefschlafphasen gleich in der ersten
Nachthälfte einsetzen.

Demgegenüber ist sogar das seelische Verarbeiten in den Traumzuständen der REM-Phasen nachrangig. Sie sind durch schnelle Augenbewegungen (*Rapid Eye Movements* = REM) und erhöhte Atem- und Herzfrequenz gekennzeichnet. Man weiß inzwischen, dass das Gehirn in der REM-Phase aktiver als im Wachzustand ist und auch deutlich mehr Energie (Sauerstoff und Glukose) verbraucht. Es ist die Phase der typischen Träume. Wenn man Menschen jetzt weckt, geben über achtzig Prozent an, geträumt zu haben. Zwar gibt es auch in den anderen Schlafphasen geistige Aktivität und Bildeindrücke, zum Beispiel schon beim Einschlafen, aber sie sind weniger zusammenhängend oder treten überhaupt mehr als Gedankenfetzen und nicht als Bilder auf. Lebendige Bildergeschichten mit einem Handlungsstrang entwickeln sich nur in den REM-Phasen.

Im Tiefschlaf erschlaffen im Idealfall die Muskeln der Skelettmuskulatur so weitgehend, dass man vollkommen entspannt liegt. Die meisten Grundfunktionen bleiben im Schlaf allerdings erhalten, zum Beispiel auch die Bewegung. So verändert ein normaler Schläfer seine Position jede Nacht zwischen zwanzig und sechzig Mal. Geschieht es noch öfter, spricht man von unruhigem Schlaf. Geschieht es viel weniger, kann das auf eine gewisse Starrheit hindeuten.

Die Phasen von Ruhe und Aktivität

Die Gehirnwellenmuster geben Aufschluss über Entspannungs-
zustände. Die erste Hälfte des Nachtschlafes dient demnach vorrangig der körperlichen Regeneration (Tiefschlaf), die zweite der
seelischen Integration (REM-Schlaf). Schlafforscher unterschei-
den noch genauer und identifizieren vier vom menschlichen Gehirn erzeugte Bewusstseins- und Regenerationsphasen. In der
Einschlafphase gehen die vergleichsweise hektischen Beta-Wel-
len (13 bis 30 Hertz) des Wachbewusstseins in die ruhigeren Al-
pha-Wellen (8 bis 12 Hertz) der Entspannungsphase über. Darauf treten die noch langsameren Theta-Wellen (4 bis 7 Hertz)
auf, bis schließlich mit den Delta-Wellen (1 bis 3 Hertz) der Tiefschlaf erreicht ist. Diese Reihenfolge kehrt sich dann wieder um,
und erst nach etwa neunzig Minuten wird die REM-Phase erreicht, die von den Wellenmustern wieder sehr weitgehend dem
Wachbewusstsein gleicht. Insgesamt durchlaufen wir vier bis fünf
und manche auch sechs Schlafphasen von jeweils etwa neunzig
Minuten Dauer. Dieses grundsätzliche Muster einer Berg- und
Talfahrt gibt jedoch nur das grobe Bild wieder. Das persönliche
Schlafprofil ist stets feiner modelliert und individueller.

Die meisten Erwachsenen schwingen jedoch nicht nur in der
Nacht in einem 90-Minuten-Rhythmus. Er zieht sich vielmehr
durch die 24 Stunden des Tages und wird lediglich in der Nacht
besonders deutlich. Am Höhepunkt dieses Rhythmus ist man
besonders gut in Form, an seinem Ende müde. So ist es vielen
ein natürliches Bedürfnis, alle neunzig Minuten eine Pause zu
machen, etwas zu essen oder auszuruhen.

Die Zigaretten- oder Kaffeepause alle anderthalb Stunden ist bereits als ein Ankämpfen gegen den eigenen Rhythmus von Aktivität und Ruhe zu werten. Wer tagsüber Müdigkeit mit Naschen oder einer kleinen (überflüssigen) Mahlzeit überspielt, obwohl er eigentlich Regeneration und Ruhe benötigt, wird auf Dauer einerseits übergewichtig und verstärkt andererseits sein Regenerationsdefizit. Ein kleines Nickerchen nach anderthalb Stunden ist dagegen natürlich und gesund, und im Alter verlangt der Körper immer dringlicher nach diesen Ruhepausen.

Während des Nachtschlafes laufen die beschriebenen Rhythmen weiter, allerdings mit anderen Konsequenzen. In der Mitte des Zyklus sinkt man besonders tief in den Schlaf, eben in die Tiefschlafphase. Gegen Ende folgt die eher oberflächliche Traumphase. Lediglich die erste Schlafphase dürfte bei vielen kürzer sein und auf eine gute Stunde hinauslaufen, was sich aber über die gesamten vierundzwanzig Stunden wieder auszugleichen scheint. All das ist ausgesprochen wichtig für das Aufwachen. Klingelt der Wecker, während man sich in einer Tiefschlafphase befindet, erwacht man mit einem unguten Gefühl des Zerschlagenseins. In der Traumphase ist das Erwachen dagegen angenehm und mit einem erfrischten Gefühl von Ausgeschlafensein verbunden. Wer sein Schlafmuster kennt und den Wecker so stellt, dass er nach sieben Stunden und am Ende eines Schlafzyklus klingelt, hat viel bessere Chancen auf ein munteres Erwachen und einen entsprechend guten Tag als derjenige, der sich noch eine halbe Stunde mehr gönnt und nach siebeneinhalb Stunden, aber in einer ungünstige Phase aus dem Schlaf gerissen wird.

Gesteuert wird der Schlaf von einer Art innerer Uhr, die ihr Zentrum im Gehirn hat und den Schlaf-Wach-Rhythmus vorgibt. Sie lässt sich nicht leicht verstellen, auch wenn dies bei Schlafstörungen den Anschein haben mag. Tatsache ist, dass sich der Organismus zum Beispiel nie wirklich an Nachtarbeit und erst recht nicht an Wechselschichten gewöhnt. Der Ersatzschlaf am Tag bleibt oberflächlicher und kürzer.

Zur Frage, wie viel Schlaf der Mensch braucht, gibt es einige Theorien, die auch zunehmend wissenschaftlich erhärtet werden. Grundsätzlich sind die Menschen verschiedenen Schlaftypen zuzuordnen, ähnlich wie es verschiedene Ernährungstypen gibt:

- Die meisten Menschen fühlen sich mit sieben bis acht Stunden Nachtschlaf am wohlsten. Untersuchungen haben jedoch ergeben, dass viele das für sie notwendige Maß an Schlaf nicht mehr erreichen. Der Wecker holt sie morgens aus dem Schlummer, bevor der Organismus auf natürliche Weise ausgeschlafen hat. Viele fühlen sich nicht mehr wohl, wenn ihre Nachtruhe weniger als sechs Stunden beträgt. Einige Untersuchungen lassen vermuten, dass zehn Stunden Schlaf die Obergrenze sind; mehr Schlaf wäre für einen Erwachsenen nicht sinnvoll.
- Für Kinder scheinen zehn bis elf Stunden Schlaf günstig zu sein, wobei es wie bei den Erwachsenen ebenfalls verschiedene Typen und Schlafbedürfnisse gibt.

- Für manche ist das Schlafmuster einer relativ kurzen Nachtruhe und mehrerer Nickerchen während des Tages, die sich um eine halbe Stunde Mittagsschlaf gruppieren, das geeignete Rezept.

Stets sollten wir beherzigen, dass es beim Schlaf vor allem um Qualität geht und nur in zweiter Linie um Quantität.

Schlaf vor Mitternacht

Hinsichtlich der Qualität des Schlafes ist der Schlaf vor Mitternacht ein beliebtes Thema. Ihm wurde schon immer nachgesagt, dass er besonders erfrischend und belebend sei, was Schulmediziner lange belächelten. Einige medizinische Fakten stützen jedoch diese alte Vorstellung. Gegen 3 Uhr nachts endet die Ausschüttung des Wachstumshormons, das für viele der ans Wunderbare grenzenden Regenerationswirkungen des Schlafes verantwortlich sein dürfte. Ab 3 Uhr stellt der Organismus hormonell langsam von Nacht auf Tag um. So beginnt bereits zu dieser frühen Stunde die Ausschüttung des körpereigenen Kortisons, das eher für Unruhe und Aktivität sorgt und zur Stresskonfrontation gebraucht wird. Die Hormonquellen der Regeneration und Erneuerung sprudeln dagegen im frühen Schlaf vor Mitternacht am kräftigsten. Interessanterweise gilt das für Nachteulen genauso wie für Morgenmenschen. Nachtmenschen könnten durch eine Umstellung also oft viel an Energie gewinnen.
Erfahrungen mit dem sogenannten Naturschlaf scheinen

diese Annahme zu stützen. Wer um 20 Uhr zu Bett geht, braucht insgesamt deutlich weniger Schlaf. Er wird schon bald nach Mitternacht wieder wach und hat nun viel Zeit, Teile seines Tagewerks schon in der Nacht zu verrichten oder sich in Muße der Meditation oder dem Lesen zu widmen. Die Erklärung für das Phänomen liegt wohl in dem über Jahrmillionen erprobten und eingefahrenen Rhythmus, der *natürlich* seine Vorteile hat. In alten Zeiten haben die Menschen sich mit Sicherheit in ihrem Lebensablauf an den Rhythmen der Natur orientiert, wie wir es heute noch bei allen freilebenden Tieren, aber auch bei archaischen Völkern sehen.

Wer in Analogien und Rhythmen zu denken gelernt hat, wird erkennen, wie groß die Vorteile des Naturschlafs sind. Auf dem Land bleiben ihm viele bis heute näher, und selbst moderne Großstädter kehren in diesen Rhythmus zurück, sobald sie im Dschungel, in der Wüste, in den Bergen oder auf dem Meer unterwegs sind. Moderne Menschen sind fast vollständig aus diesem Rhythmus gefallen, und eine Rückkehr würde soziale Probleme mit sich bringen. Wo sie aber gelingt, profitiert mit dem Schlaf das ganze Leben.

Heilsamer Rhythmus

Naturschlaf ist ein erstrebenswertes Ziel, das durch heilsame Änderung im Lebensrhythmus erreicht wird:

- Möglichst viel Schlaf vor Mitternacht, um die tiefere Regeneration zu genießen

- Bei Sonnenaufgang erwachen und meditieren
- Früh aufstehen und sein Tagwerk angehen
- Den Feierabend früher beginnen und mehr feiern

Körperrhythmen erkennen und beachten

Weitere bemerkenswerte Hinweise zur Schlafqualität gewinnen wir durch das alte chinesische Wissen um Gesetzmäßigkeiten und Rhythmen der Körperfunktionen, die sogenannte Organuhr. Demnach beginnt um 20 Uhr die Zeitspanne, in der der Funktionskreis Sexualität/Kreislauf seinen Höhepunkt hat. Es wäre also auch nach diesem System die ideale Zeit, um ins Bett zu gehen – nicht unbedingt schon zum Einschlafen, sondern um miteinander zu schlafen. Um 22 Uhr beginnt das Hoch des Funktionskreises Dreifacher Erwärmer, also durchaus eine Zeit mit Energieumsatz und zum Beispiel für Liebesfeste noch bestens geeignet. Sie währt bis 24 Uhr. Nach Mitternacht, in der Geisterstunde, folgt die Zeit der Gallenblase und anschließend bis 4 Uhr morgens die der Leber. In diesen frühen Morgenstunden kann in Ruhe verdaut und entgiftet werden. Jetzt schlafen auch die meisten Menschen. Um 4 Uhr morgens beginnt die Zeit der Lunge, nach indischer Yoga-Tradition der Zeitpunkt für das Praktizieren von Atemübungen (Pranayama). Um 6 Uhr beginnt das Hoch der Dickdarmaktivität, was sich bei einigen auch in frühen Stuhlentleerungen zeigt. Ab 8 Uhr morgens ist der Magen an der Reihe und will offenbar beim Frühstück mit allerdings nur einem Stück geweckt werden. Anhänger des Naturschlafes fühlen sich durch solche Angaben *natürlich* bestätigt, Gegner aber ebenso.

Nimmt man die Erkenntnisse der modernen Chronobiologie hinzu, ergeben sich interessante Schlussfolgerungen, wonach es für alles Gipfel- und Tiefpunkte gibt. Der Morgen ist demnach eine Zeit des langsamen Beginnens. Muskeln und Gelenke sind noch steif. Wer sich nun überfordert, schwächt sein Immunsystem und stresst sein Herz, wie eine englische Untersuchung an Leistungsschwimmern ergab. Am Morgen hat der Stoffwechsel sein Hoch, weshalb die Idee, morgens wie ein Kaiser zu essen, hier wissenschaftliche Begründung fände. Zwischen 7 und 8 Uhr werden die aufputschenden oder auch nur anregenden Stresshormone Adrenalin und Noradrenalin vermehrt ausgeschüttet. Dadurch wird der Fettabbau in den Zellen angeregt und die Aufspaltung von Nahrung gefördert. In dieser Zeit noch im Bett zu liegen, wie es die Langschläfer tun, ist wenig sinnvoll.

Für das Verhalten am Abend gibt es widersprüchliche Empfehlungen. Während Chronobiologen zum Abendessen raten, weil nun Magen und Darm aktiv sind, meinen andere Forscher und Anhänger des »Dinner-Cancelling«, es sei günstiger, das Abendessen ausfallen zu lassen, um die Ausschüttung von Wachstumshormon anzuregen.

Die Sternstunden sportlicher Höchstleistung liegen am Nachmittag mit einem Hoch der Reaktions- und Koordinationsfähigkeit zwischen 15 und 16 Uhr. Der frühe Abend zwischen 17 und 19 Uhr bietet sich zum Konditions- und Muskeltraining an. Herz und Lunge arbeiten jetzt auf Hochtouren. Eine spätere sportliche Betätigung zwischen 19 und 21 Uhr wirkt dagegen schlafanbahnend. Allerdings sollte man nach dem Training noch zwei Stunden vergehen lassen, um nicht aufgekratzt zu Bett zu gehen, sondern dem hochgefahrenen Herz-Kreislauf-System Zeit zu geben, sich zu beruhigen.

Unser Gehirn hat ebenfalls seine Rhythmik, wobei sich hier eher Perioden von vier Stunden ergeben. Die Hochphase von Kreativität sowie von Denk- und Sprachfähigkeit liegt zwischen 7 und 11 Uhr. Dann läuft auch das Kurzzeitgedächtnis zu seiner Hochform auf. Daran schließt sich das Mittagstief an, eine verschlafene Zeit, die bis 15 Uhr dauert und unbedingt für ein Nickerchen genutzt werden sollte (siehe hierzu mein Büchlein *Von Mittagsschlaf bis Powernapping*).

Mittagsruhe

In etwas erweiterter Form als der erfrischende Sekundenschlaf kann der Mittagsschlaf helfen, Müdigkeitsphasen zu überwinden. Eine Ruhepause von zwanzig Minuten bringt schon einiges. Bei längeren Schlafzeiten wachen einige der Mittagsschläfer benommen auf, da sie dann so weit in Richtung Tiefschlaf abgetaucht sind, dass schon Melatonin aus Serotonin gebildet wird. Das schlechte Lebensgefühl liegt dann am relativen Serotoninmangel, der allerdings mittels des bereits empfohlenen Löffels Rohkost leicht zu beheben ist.

Ein mittäglicher Kurzschlaf kann die weitere Leistungskurve um dreißig Prozent anheben und die Fähigkeit, richtige Entscheidungen zu treffen, sogar um fünfzig Prozent erhöhen. Außerdem hilft ein Mittagsschlaf, vormittags Gelerntes im Gedächtnis zu verankern. Schon kurzzeitiges Loslassen selbst im größten Stress, etwa in Form des Sekundenschlafes, fördert die Regeneration und steigert die Leistungsfähigkeit. Vor allem aber bietet regelmäßiger Mittagsschlaf laut wissenschaftlicher Forschung eine Reduzierung der Herzinfarktwahrscheinlichkeit bei Männern um gut fünfzig Prozent. Selbst nur dreimaliger Mittagsschlaf pro Woche kann diese Gefahr noch um dreißig Prozent mindern. Die scheinbar verlorene Zeit bekommt man nachts zurück und am Ende des Lebens gleichsam mit Zinseszins.

Eine gute Möglichkeit zu erfrischendem Mittagsschlaf bietet die CD *Erquickendes Abschalten mittags und abends.*

Mittagsschlaf

Für den Mittagsschlaf sollten wir uns am besten wirklich hinlegen – den Bandscheiben der Wirbelsäule, unserer Weltachse, zuliebe: Zur Not gelingt er aber auch im Bürosessel. Dann sind ebenfalls alle Muskelgruppen zu entspannen; lediglich der Kopf als *Haupt*sache und Weltkugel ist bewusst in Mittellage zu balancieren – in einer persönlichen Balance zwischen Hartnäckigkeit und Hochnäsigkeit. Mit Hilfe einer geführten Meditation lässt sich mit der Zeit die Entspannung vom schon anfänglich erreichbaren Alpha-Zustand bis in Trancetiefe und Theta-Zustände vertiefen. So kann nach dem Energiehoch am Vormittag noch eines für den Nachmittag gewonnen werden. Eine weitere Tiefenentspannung am Abend kann sogar noch ein drittes Hoch am Abend schenken.

Wenn möglich sollte man von Mittag bis 15 Uhr am besten nur weniger wichtige Arbeiten erledigen, da jetzt die Fehlerrate hoch und die Leistungsfähigkeit gering ist. Von 15 bis 19 Uhr ist das Langzeitgedächtnis in Hochform, und damit haben Kopfarbeit, Studieren und Lernen jetzt einen Sinn und bringt beste Ergebnisse. Allerdings kann dieser Rhythmus bei den Nachtmenschen, den »Eulen«, um bis zu zwei Stunden verschoben sein, sodass sie bis 21 Uhr zu geistigen Höhenflügen in der Lage sind.

Zwischen 19 und 23 Uhr kommt die Zeit der Sinne und damit auch der Sinnlichkeit. Puls und Blutdruck sinken nun leicht ab, der Organismus reagiert ruhiger, und man fühlt sich entspannter. All dies führt zu einer versöhnlicheren Grundstimmung, was ideal wäre für Gespräche und seelischen Kontakt. Aber auch das Essen könnte jetzt besondere Freude machen, wobei einiges gegen späte Mahlzeiten spricht. Andererseits braucht man nur die Bewohner der mediterranen Länder zum Vorbild zu nehmen, die zu diesen Stunden den Feierabend wirklich feiern und damit – wie auch mit ihrer an Gemüse und Früchten reichen Ernährung – zu den gesündesten Europäern gehören. Wann sollte man ein Glas Wein trinken oder zwei, wenn nicht in der Hochphase der Sinne? Es wäre auch die ideale Zeit für Musik- und Kunstgenuss. Und natürlich hat nun die Sinnlichkeit in Form von Erotik ihre Höhepunkte. Dass sie eines der schönsten und mit Sicherheit das gesündeste Schlafmittel ist, wird viel zu oft übersehen.

Schlaf im Alter

Während der Schlaf-Wach-Rhythmus einem angeborenen Instinktverhalten entspricht, verändert sich das Schlafmuster ein Leben lang. So reduziert sich der Nachtschlaf im Alter bis auf vier bis fünf Stunden. Bei alten Menschen nehmen Tiefschlafphasen immer mehr ab, während die REM-Phasen bleiben oder sogar wichtiger werden. Da der Tiefschlaf der körperlichen Regeneration dient und die REM-Phasen die geistig-seelische Entwicklung fördern, könnten wir an ihrer Verteilung im Verlauf des Lebens sehen, dass es zu Beginn mehr um körperliche und später immer deutlicher um geistig-seelische Belange geht.

Auch die Schlafhaltung verändert sich im Laufe des Lebens deutlich, und zwar von der Bauch- und Seitenlage in die Rücken- oder Rechtsseitenlage bei älteren Menschen; die Linksseitenlage verursacht ihnen leicht Herzbeschwerden. Einiges spricht generell für die Rechtsseitenlage, da sie das Blut Richtung Leber lenkt, was sinnvoll ist, da Schlaf auch der Entgiftung dient.

Insgesamt spiegeln die Veränderungen der Schlafposition vom Bauch auf den Rücken den menschlichen Lebensweg wider. Am Anfang blickt man die Erde an und bleibt auf die Materie bezogen, um sich dann allmählich immer mehr und gegen Ende sogar ausschließlich dem Himmel und immateriellen Gütern zuzuwenden.

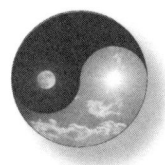

Sich schlafend und träumend
weiterentwickeln

Die Gehirnwellenmuster beweisen, wie sehr das Gehirn auch während der Nacht wach bleibt. Nur sind dann andere Zentren aktiv und rücken in den Vordergrund. Für den Organismus in seinem körperlichen Aspekt ist vor allem die Tiefschlafphase wichtig mit ihren Delta-Wellen und der Möglichkeit zu Wachstum und Regeneration, ja sogar Heilung. Die Erhaltung der geistigen Gesundheit steht dagegen in den REM- oder Traumphasen im Vordergrund, die hinsichtlich der Wellenfrequenz dem Wachzustand ähneln.

Da die Kreativität im Alpha-Zustand höher ist als im Beta-Zustand und weiter steigt, wenn wir tiefer Richtung Theta sinken, ist es naheliegend, anspruchsvolle Arbeiten mit entsprechenden Ausflügen in diese Wellenreiche aufzulockern.

Im Schlaf das Bewusstsein für sich arbeiten lassen

Wer sich intensiver mit Gehirnwellen und ihren Charakteristiken beschäftigt, könnte darüber nachdenken, ob er nicht Lernaufgaben und wichtige Entscheidungsfindungen ganz bewusst mit ins Bett nimmt. Das alte Rezept, Wichtiges noch einmal eine Nacht lang zu überschlafen, erscheint plötzlich in einem neuen Licht. Dem Traum, im Schlaf zu arbeiten, können wir heute schon recht nahe kommen, wenn wir Audio-Lern-programme oder solche zur Bewusstseinsentwicklung nutzen.

Es gilt als gesichert, dass die REM-Phase von größter Bedeutung für die Entwicklung des Gedächtnisses ist. Allerdings kann es aus schulmedizinischer Sicht auch zu viel des Guten geben. Bei Depressiven wurde beobachtet, dass sie viel schneller in die REM-Phase gleiten, länger darin verweilen und deutlich heftigere körperliche Reaktionen zeigen. Dies ließe sich mit der Notwendigkeit erklären, verstärkte seelische Belastungen zu verarbeiten. Andererseits führt bei schwer Depressiven völliger Schlafentzug während ein oder zwei Nächten zu vorübergehender Stimmungsaufhellung. Insofern lassen sich die bei Depressiven häufigen Schlafstörungen auch als Selbstheilungsversuche des Organismus begreifen. Die Betroffenen sollen offenbar wach bleiben und sich mit ihrem eigentlichen Thema auseinandersetzen. Wenn sie aber schon schlafen, müssen sie in diesem Zustand verstärkt an sich arbeiten, wofür die REM-Phasen stehen. All das verdeutlicht die enormen Chancen, die in der Nacht und im Schlaf und besonders in dessen REM-Phasen liegen.

Auch ist es keineswegs bedeutungslos, was wir kurz vor dem Schlafengehen tun, hören oder erleben. Im Gegenteil könnten wir uns überlegen, diese Zeiten für unser inneres Wachstum zu nutzen, indem wir etwa mit einer CD wie der beigefügten zuerst eigene Schlafstörungen angehen, später aber alle möglichen Entwicklungsprogramme als Einstieg in die Nacht nutzen.

So sind jene faulen Schüler, die lieber das Lehrbuch unter das Kopfkissen legen, als Nächte hindurch zu büffeln, gar nicht schlecht beraten. Wenn wir die Nacht zum Tag machen, verschlechtern wir – wissenschaftlich gesehen – unsere Leistungsfähigkeit. Wenn wir uns dagegen die Ruhe des Schlafes gönnen, nachdem wir kurz zuvor etwas gelernt haben, erhöhen wir die Wahrscheinlichkeit, dass es uns lange erhalten bleibt.

Auch in Trance und bei geführten Meditationen zeigt sich dieser Effekt. Was bewusst in den Seelenbilderebenen verankert wird, erhält sich länger und wirksamer. Selbst bei der Rennvorbereitung von Skiprofis zeigte sich, dass neben dem konkreten Training auf der Abfahrtsstrecke die Trainingszeit in Trance positive Effekte hatte und die dabei gefundene Ideallinie sich durch weiteres Imaginieren tiefer im Bewusstsein verankern ließ. Wurde dann in der Nacht vor dem Rennen der ganze Ablauf in Gedanken noch mehrmals abgespult, stiegen die Chancen für ein gutes Abschneiden deutlich.

Generell gilt: Was wir kurz vor dem Schlafengehen im Geist bewegen, bleibt uns mit größerer Wahrscheinlichkeit erhalten, weil es sich durch das nächtliche autonome Gehirntraining verankert. Wenn wir also die wichtigsten Erfahrungen des Tages noch einmal in einer Gutenachtmeditation Revue passieren lassen, bleiben uns genau diese wichtigsten Erfahrungen und werden so zur Grundlage des weiteren Lebens. Dieses Phänomen nutze ich auch auf der diesem Buch beigefügten CD mit den Heilmeditationen.

Eine andere wesentliche Funktion des Schlafes ist, während des Tages Gelerntes einzuordnen und so weit aufzubereiten, dass es in die Steuerungsprogramme und Regulationskreise integriert werden kann. Es ist ja nicht nur der Geist, der auf seinem Gedächtnis aufbaut, sondern der Organismus braucht auch ein biochemisches und physiologisches Gedächtnis, um zu überleben.

Darüber hinaus wird Gelerntes leichter behalten, wenn in der anschließenden Nacht ausreichend tief und fest geschlafen wird. Ein Student sollte also nicht nur in der Nacht vor dem Examen ausreichend ruhen und am besten schlafen, sondern auch nach jedem Lerntag, um das Gelernte zu verankern.

Schlaf fördert auch die Einsicht, denn Neugelerntes wird im Tiefschlaf mit bestehendem Wissen und dem Langzeitgedächtnis verknüpft. Selbst das Gedächtnis des Immunsystems wird durch Schlaf verbessert.

Vieles deutet darauf hin, dass Erinnerungen über das Schalten neuer Nervenverbindungen im Gehirn festgehalten werden. Die Nacht scheint die Zeit zu sein, in der diese neuen Verschaltungen in aller Ruhe vorgenommen werden. Möglicherweise werden in der Nacht auch die während des Tages vorgenommenen Notschaltungen fest etabliert, sodass sie wirklich erhalten bleiben.

Mit den Traumbildern
zu traumhaften Lösungen gelangen

Der Tag mischt sich mit seinen Problemen ständig in die Nacht und den Schlaf. Doch die Fähigkeit der Seele, mit andrängenden Bildern umzugehen und *fertigzuwerden*, ist groß. Dies können wir nutzen.

Der unübersehbare Bilderschatz der Seelenebene steht uns in Träumen zur Verfügung und wird ständig vom Unbewussten eingesetzt, um Entwicklung voranzutreiben. Bevor wir den Zugang zu den Traumbilderebenen gänzlich verlieren, wäre es sinnvoll, ihn lieber wieder weiter zu öffnen. Die Anregung sogenannter Traumarbeit könnte solch eine Möglichkeit sein, die bis ins Alltagsleben Wirkung zeigen wird. Über die Träume bekommen wir immer wieder Botschaften für unsere individuelle Entwicklung.

Für die meisten sind Träume die vertraulichste und intimste Art, mit sich selbst in Beziehung zu treten. Über unsere Träume sind wir ständig in Kontakt mit unseren geheimsten und wichtigsten Wünschen sowie mit unseren frühen Erfahrungen, die bei genauerer Betrachtung bis zum Beginn der Schwangerschaft zurückreichen, ja die uns mit dem Urwissen der Völker und wahrscheinlich der Menschheit verbinden. Aber Träume sind gleichzeitig auch ein Schlüssel zu unseren tiefsten und verborgensten Konflikten.

Ohne Träume hätte das Unbewusste zu wenige Ventile, um seinen Überdruck abzubauen und drängende Themen zu bearbeiten. Als Hüter des Schlafes sind die Träume der REM-

Phase für die seelische Gesundheit so wichtig wie der Tiefschlaf für den Körper. Schlafmittel unterdrücken die REM-Phasen und damit die Traumaktivität. Man bringt sich damit um die Chance, Probleme im Schlaf zu lösen.

Im Traum-Yoga der tibetischen Tradition werden vor allem zwei große Traumarten beschrieben. Zum einen Klarheitsträume (»große Träume«), die uns den Zugang zu einer Wirklichkeit jenseits der persönlichen Belange eröffnen. Sie können Einblicke in kosmische Gesetzmäßigkeiten bis hin zur letzten Wahrheit vermitteln. Zum anderen gibt es Träume, die auf Tageseindrücken beruhen (»kleine Träume«). Hierher gehören all jene Trauminhalte, die mit unserer Persönlichkeitsstruktur, unserem seelischen Muster zu tun haben, in dem wir mehr oder weniger gefangen sind. Während die »großen Träume« in der Regel gar keiner Deutung bedürfen, weil sie gleichsam wie ein göttliches Geschenk in uns wirken, können wir von den »kleinen Träumen« vieles für unser konkretes Leben lernen. Dazu ist zu wissen, dass die Sprache des Traumes die der Seele ist und sich sehr komplexer Bilder und Symbole bedient; sie sind Ausdruck unserer Ganzheit. Eine Hilfe zu ihrer Entschlüsselung ist die Kenntnis der Urprinzipien (wie sie in *Die Lebensprinzipien* vermittelt wird). So lassen sich Grundstrukturen von Traumthemen zumindest ansatzweise mit Hilfe der archetypischen Urprinzipien deuten. Mit einigen dieser Urprinzipien bleiben wir ein Leben lang verbunden, andere tauchen temporär auf – auch in manchen unserer Träume.

Träume deuten

Die Art, wie und wann Urprinzipien oder Archetypen in unseren Träumen erscheinen, fordert zu ihrer Deutung auf. Wir können uns auf die vielfältigste Art und Weise mit ihren Qualitäten auseinandersetzen und Unbewusstes in unser Bewusstsein integrieren. Sie werden so zu Wegweisern auf unserem inneren und äußeren Entwicklungsweg.

Urprinzip	typische Traumthemen
Saturn	Prüfungssituationen (nicht bestandene oder ständig zu wiederholende Examen), Zuspätkommen; Tod, Sterben, Begräbnis und auch Hochzeit (als Symbol für das Ende eines Lebensabschnitts; Angst (Enge und das Gefangensein in der materiellen Welt, die übermächtig erscheint, oder davor, den Anforderungen der Lebensaufgabe nicht gerecht zu werden).
Sonne	erfolgreich im Mittelpunkt oder auf der Bühne stehen und glänzen, Heldenhaftigkeit, Fülle.
Mond	Gewässer (Quellen, Brunnen, Flüsse, Teiche), Kindheit, Eltern.
Mars	Kampf, Krieg, Aggression und phallische Kraft, Entscheidungen, Durchsetzung.
Venus	erotische Situationen, Harmonieempfinden.
Merkur	Schule und Lernen, Kontakt mit etwas Neu-

	em, Begegnungen mit Menschen, Tieren und anderen (Traum-)Wesen.
Jupiter	Fliegen (Überblick bekommen), aber auch Fallen (als Folge von Selbstüberschätzung).
Uranus	Fliegen (mit Gefühl von Freiheit und Befreiung); Unfall, Katastrophe, Explosion und andere Formen plötzlicher Entladung (einer blockierten Energie).
Neptun	Flucht, mystische Erfahrung.
Pluto	Tote(s), Grausamkeit, Zerstückelung, Gespenster, Dämonen, Teufel, Hölle, panische Angst, lebensbedrohliche Situation, Geburt.

Nächtliche Psychotherapie

Alles spricht dafür, dass wir jede Nacht in Träumen ein gutes Stück Psychotherapie durchleben, und zwar eine Psychotherapie, die für unsere geistige Gesundheit unersetzbar ist. So sind Albträume eine Verarbeitung von bedrängenden Konflikten aus dem Schatten(-reich), was manche Menschen die Nacht mit ihren Träumen geradezu fürchten lässt. So wie viele vor einer Psychotherapie Angst haben, flüchten sie lieber in die Schlaflosigkeit, als sich anstehenden Problemen zu stellen.

Angenehme Träume erleben wir dagegen eher in Phasen der Erschöpfung. Dann können wir offenbar ganz ergeben loslassen und uns den Träumen hingeben. Hier mag auch ein Grund für den positiven Effekt liegen, den maßvolle sportliche Anstrengungen einerseits auf die Qualität des Schlafes und andererseits auf die Geschwindigkeit, mit der er sich einstellt, haben.

Der Psychotherapeut oder besser noch die Psychotherapeutin der Nacht dürfte mit jener von Paracelsus als innerer Arzt oder Archeus bezeichneten Instanz identisch sein, einer überaus wichtigen inneren Seelenfigur. Es werden genau die Probleme angegangen, die am drängendsten sind und die die Betroffenen gerade noch in der Lage sind zu lösen. Bei der nächtlichen Psychotherapie dürfte also immer das gerade anstehende Thema an die Reihe kommen. Dabei ergibt sich in den Traumphasen eine Mischung aus Alltäglichem, das gleich bearbeitet wird, um erst gar keine neuen Probleme daraus entstehen zu lassen, und alten Themen, die über einen längeren Zeitraum hinweg aufgearbeitet werden müssen. In der sogenannten Geisterstunde nach Mitternacht werden die tiefsten Problemebenen angesprochen, und es treten die Geister aus der Vergangenheit hervor. In den Morgenstunden kurz vor dem Erwachen, wenn der Schlaf nicht so tief ist, kommen eher oberflächlichere Themen und Wunscherfüllungen zum Zuge. Was man sich tagsüber trotz verspürter Lust nicht gegönnt hat, kann hier seine Bearbeitung finden.

Pflichtbewusstsein und Schuld, die so oft das Leben in der »Macherwelt« beherrschen, haben im Reich der Träume wenig Raum. Andererseits ergeben sich in den Seelen-Bilder-Welten oftmals Lösungen für Sorgen und Probleme.

Mit den Traumwesen kommunizieren

Schamanen nutzen die Träume sehr direkt, um das Leben zu lenken und Lösungen für Probleme zu finden. Von Schamanen können wir auch noch einen einfachen, aber sehr wirksamen Trick übernehmen: Wenn ein bedrohliches Traumwesen uns in den inneren Welten begegnet, bewährt es sich, ihm lächelnd oder sogar lachend zu begegnen. Es nimmt ihm in der Regel einen Teil seiner Kraft und Bedrohlichkeit. Eine andere Möglichkeit ist, es offen anzusprechen und nach seinem Anliegen oder nach seiner Bedeutung zu fragen, denn wir übernehmen dabei die Kraft, die vorher das bedrohliche Wesen hatte. Selbst die dunklen Traumgestalten sind – auch nach Aussage erfahrener Schamanen – sehr hilfsbereit, wenn man auf sie zugeht. Es handelt sich also darum, die hellen wie die dunklen Gestalten, die wir in Träumen, Märchen und Mythen finden, wieder zu uns zu holen, um in letzter Konsequenz mit allem eins und einig zu werden. Dass Schutzengel hilfreiche Wesen sind, ist jedem klar. Aber auch die anderen, die düsteren, erschreckenden Gestalten verleihen Kraft.

Als Wanderer zwischen den Welten – gleichgültig, ob wir das vor schamanischem oder christlichem Hintergrund sehen – sind wir vor die Aufgabe gestellt, die Brücke zwischen den Welten so lange zu nutzen, bis wir erkennen, dass diese Welt und die Anderswelt einander entsprechen, und sehen, wie beide Ebenen sich widerspiegeln und uns lehren, mit uns und allen Welten eins zu werden. Das Ausmaß der Zuwendung, die wir diesem Bereich schenken, hat ganz deutlich Einfluss darauf, wie leicht wir nachts in Träume und tagsüber in geführte Meditationen abtauchen können.

Mit den Traumwesen kommunizieren heißt vor allem, die Auseinandersetzung mit eigenen Schattenaspekten zu wagen. Die CD *Schattenarbeit* (Download: Goldmann-Arkana, CD: www.heilkundeinstitut.at) unterstützt diese mutigen Schritte zur Hebung des inneren Schatzes.

Grundsätzlich sind alle Symptome – ob körperlich, seelisch oder geistig oder aus dem alltäglichen mitmenschlichen Bereich – Ausdruck von Schatten, also auch jede Schlafstörung, jeder Albtraum. Der Schatten ist das angstmachende Unbekannte. So dunkel er auch oft gemalt wird, birgt er doch Zugang zu allem Licht in uns selbst, das jede Form von Bewusstwerdung und erst recht Erleuchtung braucht. Schatten ist damit für jeden von uns der eigentliche Schlüssel zum Leben.

Die Seele spricht in Bildern

Träume lassen sich im Prinzip wie Krankheitsbilder deuten und bearbeiten. In einem ersten Schritt ist es durchaus hilfreich, sich ihrer Bedeutung auch intellektuell bewusst zu werden. Dann aber ist es *notwendig*, wieder in die Seelen-Bilder-Welten einzusteigen, aus denen sie kommen, um dort ihre Botschaft tiefer zu erfassen und ihr gerecht zu werden. Nur so kann es gelingen, *endgültig* mit ihnen fertigzuwerden.

Grundsätzlich sollten wir uns vor dem Einschlafen fest vornehmen und darauf einstellen, uns an Träume zu erinnern und sie gleich am Morgen aufzuschreiben oder es sogar unmittelbar in der Nacht zu tun, falls wir aufwachen.

Eine geradezu geniale Methode für diejenigen, die bereits mit der »Arbeit« in den Seelen-Bilder-Welten vertraut sind, ist es, unfertige oder durch Störungen vorzeitig beendete Träume einfach mittels aktiver Imagination weiterzuträumen, um so an die Botschaften heranzukommen. Auf dieser Basis lassen sich auch beliebig tiefere Ebenen des Traumes betrachten, wenn die erste Ebene noch nicht genug enthüllt. Sogar die Bedeutung unklarer Symbole kann so entschlüsselt werden.

Für das Verständnis der Seelenbilder ist es außerdem hilfreich, wie bei der Märchendeutung davon auszugehen, dass alle Traumfiguren auch Aspekte des eigenen Wesens sind. Weiterhin hat es sich bewährt, jede Kleinigkeit ernst und wichtig zu nehmen, denn im Traum hat alles Bedeutung. Für spirituell orientierte Menschen besteht in diesem Punkt allerdings kein Unterschied zum sogenannten normalen Leben.

Mit dem jeweils ersten aufsteigenden Gedanken bekommen wir eine wundervolle Chance, an die Seelenbilderwelt des Unbewussten heranzukommen. Es gibt immer einen ersten Gedanken, niemals viele auf einmal. Aber das Ego wird versuchen, es so darzustellen, um gleich von Anfang an dieser hier auf den Plan tretenden Konkurrenz einen Riegel vorzuschieben. Wer aber lernt, seinem ersten Impuls zu vertrauen, der bekommt ein mächtiges, mit der Zeit dem Intellekt durchaus ebenbürtiges Mittel der (Selbst-)Erkenntnis.

Den ersten aufsteigenden Gedanken nutzen

Stellen Sie sich darauf ein, zu einer Reihe von Themen den jeweils ersten aufsteigenden Gedanken sogleich wahr- und wichtig zu nehmen, und üben Sie das bei allen möglichen Gelegenheiten. Beginnen Sie doch gleich mit den folgenden Beispielen.

• Das erste Tier: _____

Und tatsächlich ist das erste aus Ihren inneren Seelenbilderwelten auftauchende Tier Ihr Tierverbündeter beziehungsweise Ihr Totemtier.

• Der erste Baum: _____

Das ist Ihr Lebensbaum, der Ihrer augenblicklichen Lebensphase entspricht.

• Das erste Haus: _____

Dieses Gebäude ist ein ehrlicher Spiegel Ihres Körperhauses.

• Der wichtigste Mensch: _____

Was sagt Ihnen das?

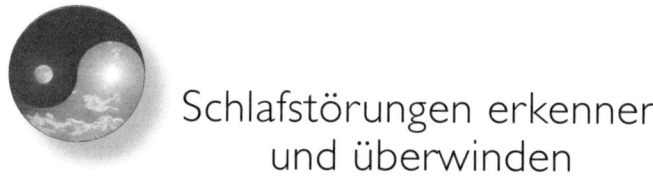

Schlafstörungen erkennen und überwinden

Während Schlafstörungen bei archaischen Völkern unbekannt sind, gehören sie hierzulande inzwischen zu den verbreitetsten Zivilisationssymptomen. Die Schulmedizin unterscheidet ganz allgemein zwischen

- Insomnien (verschiedene Arten von Schlaflosigkeit) wie Ein- und Durchschlafstörungen und morgendliches Früherwachen,
- Parasomnien (Störung der Wach-Schlaf-Regulation) wie das Schlafwandeln oder das Sprechen im Schlaf,
- Hypersomnien (erhöhte Einschlafneigung am Tag) wie Narkolepsie, nicht kontrollierbare Einschlafzwänge.

Die Mehrzahl der beklagten Störungen betrifft das Einschlafen. Sie sind laut Schulmedizin psychophysiologisch bedingt, das heißt, dass beim Patienten keine körperlichen Ursachen zu finden waren. Anders ausgedrückt, Schlafstörungen sind ein Hinweis darauf, dass jemand mit seinem täglichen Leben *nicht mehr fertigwird*. Ihm fehlen in der Regel am Abend Ruhe und »Selbstbewusstsein«, um den Tag abzuhaken. Auch Schulmediziner gehen inzwischen davon aus, dass Schlafstörungen ein Warnsignal im Hinblick auf einen »psychischen Überlastungszustand« sind.

Einschlafstörungen sind generell mit Vorsicht zu betrachten. Sie können zwar nur von einem überdrehten Tagesablauf herrühren, aber ebenso die Not einer am eigenen Schatten verzweifelnden Seele ausdrücken. In diesem Fall ist eine tiefgehende Aussöhnung mit dem Schatten vonnöten – und damit die Lösung des zugrundeliegenden Problems. Tatsächlich gehören Schlafstörungen auch zu Krankheitsbildern wie Depressionen und sich anbahnenden Psychosen, aber natürlich nicht die Mehrheit.

Alle Schlafstörungen lassen sich über die Suche nach Sinn deuten, selbst wenn schlecht geschlafen oft nur bedeutet, schlecht gelegen zu haben. Im übertragenen Sinne sagen wir auch: »Da liegst du schief« oder »Da liegst du falsch«, und das kann auch ganz konkret der Fall sein. Mit Sicherheit beeinflusst unser alltägliches Leben den Schlaf ganz erheblich. Andernfalls gäbe es mit ihm gar keine Probleme.

Die ganze Nacht kein Auge zugetan?

In der unguten Situation, von einem so verbreiteten Thema so wenig zu wissen, versuchen Ärzte oft, ihren Patienten Schlafstörungen »auszureden«. Dazu gibt es einige Ansätze, denn manche Patienten neigen dazu, ihre Schlafstörungen insofern zu übertreiben, als sie behaupten, ganze Nächte kein Auge zuzumachen. Dies ist praktisch niemals der Fall und lässt sich leicht nachweisen. Man bewegt den Patienten dazu, jede Viertelstunde ein Kreuz auf ein auf dem Nachttisch liegendes Blatt

Papier zu machen. Der ehrliche Patient wird dann zugeben müssen, dass er tatsächlich einige Kreuze verschlafen hat. Wenn er auf diese Weise der Übertreibung überführt ist, verliert der Patient jedoch weder seinen Leidensdruck, noch wird er von seinen Schlafproblemen kuriert.

Andererseits ist die beschriebene kleine Übung dennoch für eine Objektivierung der Störung sinnvoll einsetzbar. So wird man am nächsten Morgen gemeinsam feststellen, dass es zum Glück gar nicht so schlimm wie befürchtet ist. Auf diese Weise werden Betroffene registrieren, in Wirklichkeit stets einige Stunden zu schlafen, und das wird sie beruhigen. Sie erkennen, dass sie zwar ein quantitatives, aber kein generelles Problem haben. Außerdem wird dadurch der Schwerpunkt verschoben: von dem, was der Betroffene überhaupt nicht mehr zu können glaubte, hin zu dem, was er immerhin und wider Erwarten doch noch alles kann. So wird durch Objektivierung und Umdeutung Positives erreicht und der Weg in Richtung Heilung vorbereitet.

Schlafprobleme als Chancen sehen

Der Organismus nimmt sich immer den Schlaf, den er braucht. Nur sehr Wichtiges wird etwas so Wichtiges wie Schlaf verhindern können. Es mag sein, dass die Seele so große Sorgen hat, dass diese vorrangig behandelt werden müssen. Folglich verdrängen sie den Schlaf. Danach wird sich der Körper wieder den *not*wendigen Schlaf holen. Wir müssen nur lernen, ihn nicht daran zu hindern.

Wer die schlaflosen Phasen der Nacht nutzt, um sich über sich selbst und sein Leben klarer zu werden, wird die Nacht und ihre dunklen, manchmal mystischen Themen schätzen lernen. Unbewusstes – aus dem Alltag Weggeschobenes und Verdrängtes – kann sich oft nur in der Nacht melden und löst dann entsprechende Ängste aus. Wer nun den dunklen Wesenszügen und Themen, die auf der anderen Seite der Wirklichkeit die Seelen-Bilder-Welten bevölkern, mittels chemischer Schlafmittel auch noch diese Ausdrucksmöglichkeit entzieht, muss damit rechnen, dass sich diese Energien in Krankheitsbildern verkörpern.

Besser wäre es, jedes Schlafproblem als eine Art Chance zu begreifen. Man sollte es als hilfreichen Hinweis auf wichtigere, tieferliegende Probleme, die es zu lösen gilt, sehen. Ein typisches Beispiel sind Ängste, die nicht nur Kinder am Schlafen hindern. Das Selbstheilungsprogramm *Angstfrei leben* aus dieser Reihe hilft, mit den meisten Ängsten sehr gut und vor allem einfach fertigzuwerden.

Die Schlafstörung selbst verliert schon deutlich an Kraft und wird zum Verbündeten im Sinne von *Krankheit als Symbol*, wenn ihr zugrundeliegendes Problem durchschaut ist. Diese Umwandlung hat viele Vorteile; man kann nun etwas bisher negativ Geladenes als positive Möglichkeit erkennen. Mit positiven Chancen beschäftigt man sich auch einfach viel lieber. Und tatsächlich steckt in jedem Problem und Symptom Energie, die wesentlich konstruktiver zu nutzen ist. Die Thematik von Symptomen lässt sich mit Hilfe des Nachschlagewerkes *Krankheit als Symbol* entlarven, die von Problemen durch *Das Buch der Widerstände*.

Angst vor Kontrollverlust

Bei Einschlafproblemen besteht die zentrale Angst darin, die Kontrolle zu verlieren. Weil die Nacht ganz allgemein die unkontrollierbare Seite unserer Wirklichkeit darstellt, mag der tiefe, gesundheitsfördernde Schlaf – das schnelle Einschlafen und Durchschlafen, das erfrischte Erwachen – für uns heute deshalb zu einem Problem geworden sein. Die Nacht flößt dem rationalen Anteil unseres Wesens, der sich daran gewöhnt hat, alles zu dominieren, Angst ein. Im Schlaf drohen Kontrollverlust und die Machtübernahme durch die unbekannte, dunkle Seite der Wirklichkeit und unseres Wesens.

Unsere Schwierigkeiten mit der Nacht sowie mit dem Schlaf und seinen Bildern spiegeln letztlich unsere Verdrängung des Todes wider. Die Angst vor dem Tod hat ihre Wurzeln in der Abkehr vom (christlichen) Glauben und vor allem im Materialismus der westlichen Gesellschaft. Wer nur auf Materie bezogen lebt, hat zum Schluss naturgemäß wenig Hoffnung. Ihm bleibt im wahrsten Sinne des Wortes nichts übrig. Dieses große Problemfeld weist andererseits darauf hin, welch enormes Wachstumspotenzial sich erschließen würde, wenn wir die hellen Seiten von Schlaf und Tod wiederentdecken würden.

Um natürlich und entspannt von einer Ebene zur anderen wechseln zu können – vom Wachen zum Schlafen und genauso vom Leben zum Tod –; müssen wir die Aufgaben derjenigen Ebene, die wir verlassen wollen, erfüllt haben. Erst wenn wir mit diesen »Hausaufgaben« fertig sind, kann der Wechsel auch gut gelingen. Die Sterbeforscherin Elisabeth Kübler-Ross sprach diesbezüglich von den »unerledigten Geschäften«. Die vielfältigen Loslassprobleme zeigen sich neben den Einschlafstörungen auch in den Schwierigkeiten am Ende des Lebens beim Entschlafen.

Nicht loslassen können

Aus tiefenpsychologischer Sicht steckt hinter Schlafstörungen oft die Angst, das eigene kleine Ich loszulassen. Es ist die gleiche Angst, mit der sich viele Menschen den Orgasmus, den »kleinen Tod«, vereiteln, der ebenfalls ein Los- und Fallenlassen erfordert. Dahinter steckt wiederum die Angst, sich selbst, sein Ich zu verlieren. Sich in den Schlaf fallen zu lassen, um selig zu (ent-)schlafen und von dieser Welt loszulassen, ist vielen nicht möglich, weil sie Ich- und Kontrollverlust negativ erleben. Zurückkehren in das Ununterschiedene, in den dunklen Mutterschoß – und Schlafen ist immer eine Regression –, wird mit Schrecken verbunden, da es Auflösung des Ich bedeutet. Anderen ist diese Ich-Auflösung dagegen höchstes Ziel, wie etwa spirituell Suchenden fast aller Richtungen und Traditionen.

Überforderung, Stress

Viel zu oft lastet der Druck des Tages auch in den Nachtstunden auf Schlafgestörten, entweder weil sie Aufgaben nicht erledigen und Ansprüche nicht erfüllen konnten oder weil Sorgen sie quälen. Dann kommt in der Regel noch die Angst vor dem neuen Tag hinzu, der meist keine Besserung verspricht. Eines dieser Themen würde für sich genommen bereits reichen, um den Schlaf zu stören; oft kommen jedoch mehrere zusammen. Eine nicht bewältigte Vergangenheit bedroht die beängstigende Zukunft, und die Nachtruhe gerät zwischen diese Mühlsteine. Die Schulmedizin spricht summarisch von Stress, der heute für so ziemlich alles verantwortlich gemacht wird. Hinzu kommen äußere Ursachen für Schlafstörungen wie etwa Lärm, der wiederum als Stressfaktor gilt. Statistisch gesehen noch häufiger sind es jedoch Sorgen, die Schlaf verhindern. Ein erster Schritt zur Lösung ist die Problemanalyse.

Was fehlt?

Machen Sie sich mutig daran, Belastungen und Sorgen genauer zu definieren, um passende Lösungswege zu finden und auch zu erkennen, was Ihnen fehlt beziehungsweise was Sie brauchen:

- Womit bin ich nicht fertiggeworden?
- Mit welchen Aufgaben komme ich nicht zurecht?
- Welche Sorgen quälen mich?
- Was kann und will ich nicht loslassen und schleppe es mit in die Nacht?
- Welcher Stress setzt mir zu und lässt mich nicht los?

Erlernte Programme, Schlafhypochondrie

Schlafprobleme werden durch erlernte Programme oft verschlimmert. Das Gefühl, im Bett zu liegen und am Einschlafen zu scheitern, verbindet sich allmählich mit dem Bett und dem Schlafzimmer. Bald genügt allein das Betreten des Schlafzimmers, um Unruhe, Nervosität, Angst und manchmal sogar Leistungsdruck zu spüren.

Bereits in der Kindheit kann sich eine Art Schlafhypochondrie aufbauen. Es fällt auf, dass überproportional viele Schlafpatienten Eltern hatten, die dem Schlaf eine übertrieben wichtige Rolle beimaßen, etwa indem sie alles Versagen und Scheitern mit schlechtem Schlaf erklärten. Oder sie prophezeiten Misserfolge, wenn die Kinder nicht vorher lange und gut geschlafen hätten. Auf diese Art und Weise werden Probleme geradezu gezüchtet.

Die ständige ängstliche Selbstbeobachtung im Hinblick darauf, ob man nun genug guten Schlaf bekommen hat oder noch erreichen wird, verhindert sanftes Einschlafen. Die entsprechenden Ängste werden häufig auf dem Boden sich selbst erfüllender Prophezeiungen wahr. Wer lange genug Angst hat zu versagen, wenn er nicht genug Schlaf bekommt, wird damit nicht nur das Einschlafen verhindern, sondern dann auch häufig tagsüber seine Aufgaben wirklich nicht erfüllen.

Einschlafschwierigkeiten lassen sich auch verhaltenstherapeutisch mit dem Konzept des Lernens durch Belohnung erklären. Wenn man jedes Nicht-einschlafen-Können mit einem guten Schlaftrunk, einem entspannenden Videofilm oder dergleichen belohnt, kann man das Problem natürlich verstärken. Schlafstörungen sollte man also – wie alle anderen Symptome – nie belohnen.

Rhythmusverlust

Neben der Überforderung im modernen Leben trägt der Verlust eines harmonischen Lebensrhythmus in Einklang mit der Natur wesentlich zum vermehrten Auftreten von Schlafstörungen bei. Das künstliche Licht trat im 20. Jahrhundert einen einzigartigen Siegeszug an. Kaum jemand hatte dabei die negativen Folgen bedacht, die sich zum Beispiel als Depressionen und Schlafstörungen bald lawinenartig ausbreiteten. Fast alle sogenannten Geisteskrankheiten haben auch mit Rhythmusproblemen zu tun und sind fast immer von Schlafstörungen begleitet.

Körperliche Störungen

Eine noch nicht ausreichend erforschte Ursache von Schlafproblemen könnte in körperlichen Störungen liegen. So fällt etwa auf, dass überdurchschnittlich viele Schlafpatienten an chronisch niedrigem Blutdruck leiden. Niederdruckpatientinnen, denn um Frauen handelt es sich in aller Regel, weisen ihre ganz eigenen Problemmuster auf. Dazu gehört, den eigenen Platz im Leben noch nicht gefunden zu haben. Ihre Kontaktprobleme spiegeln sich in kalten Händen und ihre Ängste in entsprechend kalten Füßen wider. Häufig neigen sie dazu, das Leben nicht in den Griff zu bekommen. Die Deutung dieser Konstitution findet sich in *Herz(ens)probleme*.

In der Wechselzeit des Lebens, wenn die größte Richtungsänderung im Leben(smuster) ansteht, kann sich auch die Stimme des Herzens dramatisch melden und den anstehenden Stirb-und-werde-Prozess kommentieren, oder es bricht *ihr* angesichts solcher Veränderungen der Schweiß aus. Dass hinter letzteren Symptomen das Herz erregende, heiße Themen stehen, versteht sich von selbst.

Außerdem gibt es eine Reihe eindeutig körperlicher Schlafhindernisse – angefangen bei Schmerzen bis hin zu Rückenproblemen –, die in der Regel erkannt und auf ihrer Ebene behandelt werden müssen. Zu denken ist hier an die seelische Bedeutung wie in *Krankheit als Symbol* beschrieben. Schmerzen stehen dementsprechend für Hilferufe, und Rückenprobleme drücken aus, dass mit der Weltachse etwas nicht stimmt. Das Leben des Betroffenen ist nicht im Lot, und die Dinge stehen nicht richtig zueinander. Es gibt Schwierigkeiten, sich geradezumachen, zu sich und dem eigenen Leben zu stehen, aufrecht und aufrichtig zu sein; es bestehen also Probleme im Hinblick auf Ehrlichkeit. Andererseits mag auch die Last des eigenen Lebens unerträglich geworden sein, und es werden Bürden geschleppt, zu denen die Betroffenen gar nicht stehen können.

Bei Durchschlafstörungen handelt es sich zum einen um organisch bedingte Probleme wie etwa Herzschwäche. In diesem Fall ist der Organismus erst im Liegen wieder fähig, das Blut

ausreichend umzuwälzen und so das notwendige Wasser aus-
zuscheiden. Die daraus folgenden Toilettengänge werden zum
Schlafhindernis. Im Sinne von *Krankheit als Symbol* gilt es der
Grunderkrankung Rechnung zu tragen und sein Herz im über-
tragenen Sinne zu weiten und zu öffnen, damit das physische
Herz sich wieder gesundschrumpfen kann. Erleichternd wirkt
auch der Umstieg auf pflanzlich-vollwertige Ernährung wie in
Peace Food beschrieben.

Es kann auch sein, dass eine über die Jahre anschwellende
Prostata bei alternden Männern die Rolle einer Staumauer
spielt und vollständige Blasenentleerungen verhindert. Die Betroffenen werden dann häufig nachts aus dem Schlaf und auf
die Toilette getrieben. Die zugrundeliegende sexuelle Problematik ist in *Krankheit als Symbol* gedeutet. Frauen können nachts
wegen einer Blasenschwäche auf Grund erschlafften Binde-
gewebes gezwungen sein, die Toilette aufzusuchen, und so an
Durchschlafstörungen leiden.

Sind Waden- und andere Muskelkrämpfe die Störenfriede,
empfiehlt es sich, einerseits den seelischen Gründen für solche
Verkrampfungen und Überanstrengungen nachzugehen. Meist
haben Krämpfe mit bewusst und tagsüber verweigerten Kämpfen zu tun, die sich nun stellvertretend nachts und im Dunklen
entladen. Von körperlicher Seite bringt bei Krämpfen die Einnahme von etwas Magnesium schon rasche Besserung.

Unruhige Beine (*Restless Legs*) zeigen das Bedürfnis, zu gehen
und voranzukommen, was offensichtlich in die Nacht verdrängt
wurde und sich nun störend und wenig produktiv entlädt. Und
natürlich geht es nicht um lange Spaziergänge oder Wander-

touren, sondern um Schritte im Leben, wobei aber Erstere auch eine gewisse Entlastung mit sich bringen können. Doch generell gilt: Wer seinen Tag – statt ganz entspannt im Hier und Jetzt – völlig verkrampft im Wenn und Aber verbringt, muss damit rechnen, dass sich nachts entlädt, was tagsüber nicht zum Zuge kam.

Ausführliche Deutungen von körperlichen Beschwerden, die die nächtliche Ruhe stören – von der Herzinsuffizienz über die Prostataschwellung bis zur Krampfneigung –, sind in dem Buch Krankheit als Symbol *zu finden. Sie sind auf der Ebene der entsprechenden Erkenntnisse in den Seelen-Bilder-Welten zu bearbeiten und zu lösen. Die geführten Meditationen der CD* Selbstheilung *können darüber hinaus helfen, in Eigenregie noch individuellere Lösungen zu finden.*

Aufrüttelnde Träume

Häufiges Erwachen in der Nacht hat meist damit zu tun, dass Träume bis knapp an die Bewusstseinsgrenze vordringen und mit ihren Emotionen den Schlaf stören. Die Betroffenen haben oft den Zugang zu ihren inneren Bilderwelten so weit verloren, dass Träume ohne ihre bewusste Teilnahme ablaufen. Die zugehörigen Emotionen katapultieren sie jedoch aus dem Schlaf. Wenn etwa die Bilder der Angst nicht mehr fassbar sind, deuten nur der entsprechende Schweiß oder das zugehörige Herzklopfen darauf hin. Da Bilder, auch wenn sie bewusst nicht wahrgenommen werden, dennoch mit aller Konsequenz vorhanden sind, wird das nicht erkannte und vor sich hin schwelende Thema jene Ruhe verhindern, die zum neuerlichen Einschlafen erforderlich ist.

Durchschlafstörungen sind ja immer auch solche des Einschlafens, nur eben mitten in der Nacht. Das Aufwachen allein wäre nicht das Problem, wenn der Schlaf anschließend gleich zurückkäme. Bei Durchschlafstörungen sind die Themen so gravierend, dass sie den Schlaf zuerst unterbrechen und dann seine Wiederkehr verhindern. In solchen Situationen liegt es nahe, die Bilderebenen über den Weg der geführten Meditationen zu nutzen, um auf diese Weise rascher an die Themen selbst wieder heranzukommen. So gelingt es viel schneller, mit der Problematik fertigzuwerden, vorausgesetzt man hat den Willen, sich ihr zu stellen.

Wenn man im Sinne von *Krankheit als Symbol* darauf achtet, was die Durchschlafstörung von einem will, wird die Aufgabe sehr deutlich. Erstens wird man gehindert, zu schlafen und neuerlich in die Bewusstlosigkeit abzutauchen. Zweitens ist man genötigt, im Bett zu liegen und zu suchen, nämlich nach Schlaf, der nicht kommen will. In dieser Situation bietet es sich an, den Widerstand aufzugeben, ruhig liegen zu bleiben und den andrängenden Gedanken freiwillig nachzuhängen. Meist fällt es nicht schwer, den Zugang zu jenen Problemen zu finden, die gerade eben noch in Träumen bearbeitet wurden. Sie haben ihren Sinn, und mit der Zeit wird man auch immer leichter die Botschaft verstehen. Nicht selten ergibt sich aus dieser »Störung« ein neuer Bezug zur Nacht und ihren Träumen.

Es kann hilfreich sein, eine sanfte Meditationsmusik oder eine zum Schlafthema passende CD wie die beiliegende oder auch die CD *Traumreisen* oder *Schlaf, die bessere Hälfte des Lebens* aufzulegen und in der beginnenden Trance nach den Themen zu fahnden, die kurz zuvor so bestimmend waren. Oft wird man dabei einschlafen.

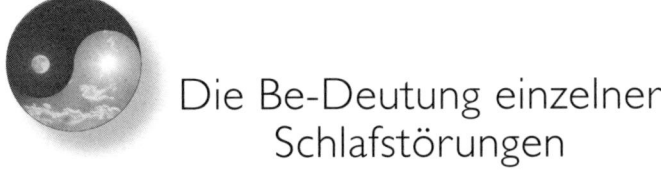

Die Be-Deutung einzelner Schlafstörungen

Schnarchen

Schnarchen wurde früher als eine harmlose Störung angesehen, die vor allem die »Beischläfer« zu betreffen schien. Heute wissen wir auch um die Gefahren für den Schnarchenden. Übergewicht und Alkoholgenuss begünstigen eindeutig Schnarchen – weil Übergewicht die Rückenposition erzwingt und weil Alkohol unter anderem die Entspannung bis in Richtung Narkose vertieft.

Medizinisch wird vor allem die Uvula für das Schnarchen verantwortlich gemacht: das Zäpfchen oder Gaumensegel, das hinten im Gaumen wie ein Pendel herunterhängt. Es gerät besonders häufig bei übergewichtigen Rückenschläfern, die sich die Unsitte der Mundatmung erlauben, ins Vibrieren, Schwingen, Rattern oder sogar Sägen. Immerhin weiß man heute, dass der Hauptgrund im Erschlaffen der Muskeln im Rachenraum zu suchen ist. Zunge und Unterkiefer scheinen dadurch nach hinten zu sinken und die Nasenatmung zu behindern.

Im Sinne der Krankheitsbilder-Deutung muss zwischen rhythmischem und arhythmischem Schnarchen unterschieden werden. Letzteres ist die medizinisch ungleich gefährlichere Variante. Es symbolisiert ein Aus-dem-Rhythmus-gefallen-Sein und stellt damit eine unangenehme Prognose für das weitere Leben dar. Wie bei der Schlafapnoe (siehe S. 65) wäre es naheliegend, sich um den eigenen Lebensrhythmus zu kümmern, wozu viele Übungen wie der Verbundene Atem und vor allem ein Einordnen im Mandala des Lebensweges hilfreich sind. Weitere Hinweise dazu bietet das Buch *Lebenskrisen als Entwicklungschancen.*

Das Leben rhythmisieren

Es lässt sich relativ einfach lernen, den eigenen Rhythmus (wieder) zu finden:

- Im Rhythmus gehen, zum Beispiel mit Stöcken beim Nordic Walking
- Tanzen – zuerst frei, um dem eigenen Körperrhythmus mit Hilfe der Musik näherzukommen, anschließend im Paartanz, um mit der Musik und jemand anderem in einen Rhythmus zu finden
- Reiten und den eigenen Rhythmus mit dem des Pferdes vereinen
- Einen Tagesrhythmus wählen und verlässlich einhalten – mit konstanten Zeiten für Mittagsruhe und Einschlafzeit

Aus der Sicht vieler (vor allem männlicher) Schnarcher betrifft das Problem aber eigentlich doch mehr die Partnerinnen, die unter Schlafstörungen durch Lärmbelästigung leiden. Bei ihnen setzen auch die effektivsten kurzfristigen Therapien an, die von Ohrstöpseln bis zum Auszug aus dem gemeinsamen Schlafzimmer reichen.

Oft steckt seelisch – im Sinne von *Krankheit als Symbol* – hinter verstärktem Schnarchen tatsächlich ein unbewusst ausgedrückter Wunsch nach einem eigenen Schlafgemach. Man kann dies mehr oder weniger entrüstet dementieren, zum Schluss gibt es doch meist keinen anderen Ausweg, und man bekommt, was man – unbewusst – die ganze Zeit über wollte.

Natürlich kann durch eine Operation das Zäpfchen erfolgreich massakriert werden, doch das unterschwellige Problem wird dadurch nur dann gelöst, wenn auch seelische Begleitmaßnahmen greifen. Wer schnarcht, grenzt sich mit lautem Geräusch deutlich ab und seinen Partner aus. Der Schnarchende verweigert die nächtliche Resonanz mit dem »Beischläfer«, indem er einen gemeinsamen Atemrhythmus unmöglich macht. Dies führt wiederum meist zu genereller Abgrenzung und über Zwischenstadien wie Ohrstöpsel schließlich zu getrennten Schlafzimmern.

Schlafapnoe

Die Be-Deutung von langen Atempausen oder Atemstillständen (Apnoe) während des Schlafes ist mehr als offensichtlich. Die Betroffenen drohen unbewusst, aber für jedermann unüberhörbar, mit ihrem Ableben. Wenn die Atmung aufhört, endet das irdische Leben, und die Reise ins Jenseits beginnt. Die entsprechenden Extremschnarcher sind in der Regel zu unbewusst, um diese »Vorübungen zum Sterben« als *Vorstufen des Sterbens* zu erkennen. Bei den »Beischläfern« wecken sie aber eindeutig entsprechende Ängste. Natürlich wäre es gesünder, sich bewusst mit dem Sterben auseinanderzusetzen und es mit Übungen wie in dem kleinen Buch *Von der großen Verwandlung* zu üben.

Die Betroffenen nehmen weniger am Austausch mit der Welt teil, als ihnen guttut, und das gilt ganz besonders für die nächtliche Welt. Ihr gegenüber verschließen sie sich gefährlich lange, um dann wieder zu einem besonders tiefen Atemzug gezwungen zu werden. Im letzten Moment retten sie sich, nach Luft schnappend, vor dem Ersticken und springen dem Tod noch einmal von der Schippe. Statt sich der Nacht und ihren Themen zu öffnen, spielen sie lieber ständig mit ihrem Leben und bewegen sich dabei auf einem schmalen Grat. Gingen sie ein bisschen weiter, würden sie ersticken und erst recht jener archetypisch weiblichen Welt anheimfallen, die sie unbewusst so fürchten. In gewisser Weise hat die Schlafapnoe schon erschreckende Ähnlichkeit mit der Cheyne-Stokes-Atmung, die in tiefer Bewusstlosigkeit praktisch immer das nahende Ende des Lebens markiert. Außerdem sind sie in krasser Weise aus ihrem Rhythmus gefallen – wie übrigens alle unregelmäßig Schnarchenden und Atmenden. Das dabei entstehende Sauerstoffdefizit macht die Sache hier jedoch gefährlich.

Bei der Schlafapnoe liegt die erste Aufgabe darin, sich mit dem Sterben bewusst auszusöhnen, statt ständig unbewusste Vorübungen zu vollführen. Wie alle anderen muss auch dieses in den Körper gesunkene Thema im Sinne von *Krankheit als Symbol* auf die Bewusstseinsebene zurückverlegt werden, um eine adäquate Lösung zu erfahren. Aber auch all die schon angeführten Rhythmusübungen sind natürlich zu empfehlen, und auch alles, was zu einer besseren Versorgung mit Sauerstoff, Luft und Prana, Lebensenergie, führt, also ganz besonders die Technik des Verbundenen Atmens.

Der Verbundene Atem ist die Kehrseite eines angstmachenden Krankheitsbildes, der Hyperventilationstetanie. Durch bewusstes intensives Atmen unter Anleitung eines Therapeuten gelingt es hier jedoch, den starken Atemfluss dazu zu nutzen, durch eine im wahrsten Sinne des Wortes enge Situation hindurch befreiende Weite zu erreichen und Blockaden hinter sich zu lassen. Ähnliche Formen der Atemtherapie verbergen sich hinter Namen wie Rebirthing und Holotropes oder Psychoenergetisches Atmen (weitere Informationen unter: www.verbundeneratem.net).

Im Schlaf sprechen

Wenn im Schlaf gesprochen wird, kann man davon ausgehen, dass es sich dabei um Inhalte handelt, die die Seele unter Druck setzen. Tagsüber durften sie aus irgendeinem Grund nicht laut ausgesprochen werden.

Die große Sorge der mit diesem Symptom Geschlagenen ist natürlich, im Schlaf von Verhältnissen oder Dingen zu erzählen, die nicht ins Ehebett passen. Insofern ist die Deutung sehr einfach: Ein Teil der Persönlichkeit trägt die Heimlichkeiten nicht mit und verschafft sich über diesen Weg Gehör. So bringt

der Schlaf – und möglicherweise der Traum, der laut wird –
eine Ehrlichkeit ins Spiel des Lebens, zu der den Träumern
selbst der Mut fehlt.

Die einfachste Therapie besteht demnach in mehr freiwilliger
Ehrlichkeit während des Tages, damit die Seele von solchen
Geheimnissen entlastet wird und sich nachts mit anderen,
wichtigeren Themen beschäftigen kann. Der Versuch, aus
Angst die Bewusstheit und Kontrolle während des Schlafes auf-
rechtzuhalten, führt nur zu einer Zerrüttung der Nerven und
der Nachtruhe und damit langfristig zu Schlafstörungen, wie es
die Nachtwachen der frühen Christen, die Vigilien, so schreck-
lich zeigten.

Mit einem Schrei erwachen

Diese Störung ist für den Schläfer selbst und natürlich für dessen Bettgenossen erschreckend. Die Deutung ist einfach, denn
der Schrei steht für Angst oder gar Entsetzen. Offenbar erlebt
der Betroffene auf seiner unbewussten Seelenreise *schreck*liche
Dinge, die ihn in drastischer Art aufschrecken lassen. Die Aufforderung, hinter das grauenerregende Geheimnis zu schauen,
ist in diesem Fall unüberhörbar und über bewusstes (Tag-)Träu-
men im Sinne von *Reisen nach Innen* zu bewältigen.

Zähneknirschen

Das Zähneknirschen ist eine leicht deutbare Schlafstörung, denn der aggressive Anteil ist unüberhörbar. Die Waffen der oberen Etage kämpfen nachts mit denen der unteren und beschädigen sich dabei gegenseitig. Die Soforttherapie der Zahnärzte besteht in einer Beißschiene, die die Kontrahenten durch Einbringung dieser Plastikbarriere wirksam voneinander trennt. Aber so wenig wie entmilitarisierte Zonen zwischen kämpfenden Truppen auf Dauer eine Lösung sind, so wenig kann diese Maßnahme das Problem lösen.

Offensichtlich ist es besser, die Zähne im übertragenen Sinne einzusetzen und sich tagsüber entsprechend durchzubeißen und dafür der nächtlichen Verbissenheit zu entsagen.

Die Zähne zusammenbeißen

Ganz ähnlich wird auch beim sogenannten Malmen und Pressen ein Aggressionsproblem deutlich, wobei hier das Zähnezusammenbeißen symbolisch sehr deutlich eine Aggressionshemmung ausdrückt. Man traut sich offensichtlich gar nicht zuzubeißen, sondern verbeißt und verkneift sich alles Mögliche unter großem Kraftaufwand. Wer die ganze Nacht die Zähne zusammenbeißt, muss sich ungeheuer stark zusammenreißen. Das aber hat in diesem Zusammenhang sicher mit all den dunklen Themen und Gestalten der Nacht zu tun. Kein Wunder, dass die Betroffenen am Ende solch einer durchkämpften

Nacht nicht erfrischt und erleichtert, sondern *zerknirscht* und erschöpft sind.

Wie viel sinnvoller wäre es, all diese im Mund so sinnlos verschwendeten Energien für konstruktive Projekte einzusetzen, die im eigenen Lebenszusammenhang einen Sinn haben. Aufklärung über verdrängte Aggressionen und Anleitungen zum Umgang mit ihnen finden sich in dem Buch *Aggression als Chance*. Wer anfängt, diese aggressiven Energien mutig zu integrieren und die heißen Eisen, die er krampfhaft von sich weisen will, anzupacken und den entsprechenden Themen in seinem Leben einen Platz zu geben, kann in absehbarer Zeit seinen Zähnen wieder die verdiente Nachtruhe gönnen. So wird er tagsüber mehr *Biss* entwickeln, *sich besser durchbeißen* und, wo es notwendig ist, auch *die Zähne zeigen*.

Schmerzhafte Erektionen

In eine ähnliche Richtung weist die Deutung eines so auffälligen Symptoms wie schmerzhafte nächtliche Erektionen. In milder Form kennen die meisten Männer dieses Phänomen in den frühen Morgenstunden. Offenbar meldet hier der »kleine Mann« seine tagsüber nicht ausreichend befriedigten Bedürfnisse an. Wenn es stimmt, dass ein durchschnittlicher Mann etwa zweihundertmal am Tag an Sex denkt, wie Sozialforscher herausgefunden haben wollen, kann man sich vorstellen, was hier notgedrungen unerfüllt bleibt.

Schmerzhafte Erektionen zeigen den enormen Druck hinter

dem Thema und das heiße, ja brennende Bedürfnis nach Entladung der elementaren Spannung. Es versteht sich von selbst, dass diese besser im sozialen Kontext bewältigt wird als allein mit sich in den frühen Morgenstunden.

Muskelzuckungen

Zuckungen beim Einschlafen und mitten im Schlaf sprechen von muskulären Entladungen, die ebenfalls auf ungelebte und unausgedrückte Impulse des Tages zurückgehen. Sie können sowohl das Einschlafen behindern, als auch – bei entsprechender Heftigkeit – im Schlaf stören. Es handelt sich um Entladungen von Energien, die sich tagsüber aufgestaut haben und auf der bewussten Seite des Lebens kein Ventil fanden. In der Entspannung der Nacht können sich diese Anspannungen lösen. Das Ruckartige des Vorgangs lässt vermuten, dass es sich dabei um spontane und abrupt abgeblockte Impulse handelt.

Natürlich wäre es geschickter, mit solchen Energien bewusst und wach umzugehen, statt sie ins Dunkel der Nacht zu verbannen. Wer im Schlaf um sich schlägt, könnte tagsüber körperlich boxen oder auch lernen, schlagfertig zu werden und verbal auszuteilen, was er nicht auf sich sitzen lassen will.

Rhythmische Bewegungen

Im Schlaf ausgeführte rhythmische Bewegungen dürften dagegen einen Versuch darstellen, zum eigenen Rhythmus zurückzufinden. Verwahrloste, hospitalisierte Kinder verraten mit entsprechend rhythmischen Bewegungen ihre inneren Nöte und den drohenden Verlust ihres Lebensrhythmus. Sie geben sich in schrecklichen Zeiten von Verlassenheit selbst einen Rhythmus, und sei es, dass sie ihren Kopf an die Wand schlagen. Vergleichbare Symptome im Schlaf können als Aufforderung verstanden werden, sich mehr um den eigenen Rhythmus zu kümmern, ihn überhaupt ins Auge zu fassen und nötigenfalls zu suchen und zu leben. Wiegen, schaukeln und tanzen sind naheliegende Alternativen.

Schlafwandeln

Das Schlafwandeln, fachsprachlich Somnambulismus genannt, ist kein seltenes Phänomen. Nach Schätzungen der Deutschen Gesellschaft für Schlafforschung und Schlafmedizin gehen bis zu sechs Prozent der Erwachsenen und fünfzehn Prozent der Kinder auf nächtliche Wanderschaft. Andere Forscher meinen, dass jeder zehnte Mensch gelegentlich solche Spaziergänge im Schlaf unternimmt, vor allem in der Kindheit. Die Ursachen sind medizinisch ungeklärt, außer bei älteren Menschen, wo das Phänomen seltener ist und häufig mit der Einnahme von

Schlafmitteln zusammenhängt. Die Zwillingsforschung lässt vermuten, dass Somnambulismus auch vererbt wird.

Das Schlafwandeln geschieht ausschließlich in den Non-REM-Phasen des Schlafenden. Es handelt sich also nicht um ein Ausagieren von Trauminhalten. Eher stecken Angstzustände dahinter.

Symbolisch gesehen machen sich Schlafwandler in der Dunkelheit der Nacht davon. Sie merken nichts davon, und auch sonst soll ihre Flucht wohl niemand mitbekommen. In der Regel scheinen sie sich nach einiger Zeit in ihrem Unbewussten zu besinnen und in das eigene Nest zurückzukehren. Dabei existiert keinerlei bewusste Wahrnehmung, und die »Wanderer zwischen den Welten« erinnern sich am nächsten Morgen an nichts. Sie aufzuwecken ist schwer und auch unnötig, besser ist, sie sanft zurück ins Bett zu begleiten.

Die Gefahren, die beim Schlafwandeln drohen, werden in der Regel erheblich überschätzt. Es ist aber auch nicht richtig, wie manchmal angenommen, dass Schlafwandler irrational beschützt wären. Es hat zwar selten, aber eben doch schon Abstürze und Unfälle gegeben.

Die Aufgabe besteht darin, sich der eigenen Wanderlust zwischen den Welten bewusst zu werden und ihr lieber mehr auf Bewusstseinsebene zu entsprechen. Insofern wäre es sinnvoll, mit betroffenen Kindern freiwillig die Grenzen zwischen den Bewusstseinsräumen zu erforschen, etwa durch geführte Meditationen wie *Märchenland* (siehe Anhang S. 137). Auch liegt es nahe, bewussten Kontakt zum eigenen Schutzengel zu finden, der ja wirklich in den durchwanderten Nächten so not-

wendig ist und wohl schon viel im Einsatz war, da beim Schlafwandeln verhältnismäßig wenig geschieht. Ideal ist, die Kinder
mit konkreten Wanderungen auszulasten und durch Grenz-
gänge in den Bewusstseinswelten mit der Anderswelt auszusöhnen. Dazu könnten neben Fantasiereisen auch die Auseinandersetzung mit Mystik und spirituellen Abenteuern gehören.
Wer freiwillig Ausflüge in transzendente Welten unternimmt
und schon beginnt, die dunklen Schattenwelten zu erforschen,
muss sich natürlich nicht so viel und so konkret auf Wanderschaft auf der dunklen Seite der Welt begeben.

Zu früh erwachen

Ein zu frühes Erwachen kann schlicht und ergreifend damit zu
tun haben, dass man ausgeschlafen ist und keine weitere Regeneration braucht. Dann steht man am besten mit den Lerchen
auf und akzeptiert und genießt es, ein Morgenmensch zu sein.
Es gibt »Eulen« und »Lerchen«, und beides hat Licht- und Schat-
tenseiten. Allerdings sollten diese beiden Extreme auch nicht
absichtlich verstärkt werden, da objektive Untersuchungen der
Schlafforschung sie nicht bestätigen, sondern ergeben, dass
alle Menschen am Vormittag ein Leistungshoch haben und ab
Mittag ein entsprechendes Tief, das sich lediglich mittels Mittagsschlaf wieder in ein Hoch wandeln lässt (mehr dazu in *Von
Mittagsschlaf bis Powernapping*).

Frühes Erwachen ist jedenfalls die gute Chance, sich auf ein
Leben als »Lerche« einzustellen, das insgesamt erfolgverspre-

chender ist und auch dem östlichen Ideal entgegenkommt, das schon den Sonnenaufgang mit einer Meditation begrüßt. Dies dürfte umso leichter fallen, als alles darauf hindeutet, dass menschliche »Lerchen« mehr vom Leben haben, zumindest den gesünderen Teil davon.

Wenn das frühe Erwachen eindeutig nicht mit Frische verbunden ist, sondern mit bleibender, möglicherweise sogar bleierner Müdigkeit, kann der *deutliche* Auftrag darin bestehen, sich mit der Morgendämmerung, der Zeit des Aufbruchs und des Neuanfangs, zu beschäftigen. Wer in dieser Phase des Tages, in der – nach östlicher Auffassung – die Lebenskraft Prana am stärksten fließt, wach gehalten wird, hat hier offensichtlich etwas verloren. Dieses Etwas gilt es zu finden. Auch dazu empfiehlt es sich, einfach ruhig und körperlich so entspannt wie möglich im Bett liegen zu bleiben und nach innen zu horchen. Gegebenenfalls kann man die beiliegende CD nutzen, um leichter an die verborgene Aufgabe heranzukommen. Deren erste Seite bietet mit der Muskelrelaxation eine praktische und aktive Übung, die zurück in die Entspannung führt, deren zweite erleichtert die Aussöhnung mit der Nacht und ihren dunklen Geheimnissen.

In der Regel wartet hinter jedem Symptom ein unschätzbares Geheimnis, ein Schatz, den es aus dem Unbewussten zu heben gilt.

Müde aufwachen

Dieses Gefühl mangelnder Erfrischung am Morgen wird damit zusammenhängen, dass man in der Nacht entweder zu wenig Regeneration bekommt – zum Beispiel nach der Einnahme von Schlafmitteln – oder zu viel verarbeiten musste. Schwere Tage voller drückender, kaum lösbarer Probleme oder frustrierender Erfahrungen werden die folgende Nacht belasten, besonders wenn diese nicht durch ein Einschlafritual eingeleitet war.

Hier bietet sich einerseits an, Strategien zu entwickeln, um mit den Problemen – auch solchen, die sich über lange Zeit angestaut haben – schon tagsüber besser fertigzuwerden. Psychotherapien in Trance wie die Krankheitsbilder-Therapie (Auskünfte beim Heil-Kunde-Zentrum Johanniskirchen, Adresse im Anhang) arbeiten bewusst auf denselben Ebenen wie die Träume und können so die Nächte (und die Tage) entlasten. Andererseits ist es naheliegend, die Chancen der Regeneration im Schlaf auszuschöpfen und die Nacht freiwillig und mit positiver Einstellung ein gutes Stück weiter in die Mitte des Lebensinteresses zu rücken.

Wer mit einem Brummschädel erwacht, könnte dahinter – falls übermäßiger Alkoholkonsum oder Exzesse mit anderen Drogen ausgeschlossen sind – ein möglicherweise sogar bereits lange zurückliegendes Schlafdefizit vermuten. Hinweise zu dessen Behebung finden sich auf Seite 115 f..

Schließlich kann es auch an einem Mangel an Melatonin, dem Hormon der Nacht, liegen, dem eine besonders wichtige Rolle im Konzert der Botenstoffe des Organismus zukommt. Wie schon erwähnt wird es aus Serotonin, dem Wohlfühlhormon, hergestellt, das wiederum aus der Aminosäure L-Tryptophan produziert wird. Die leichteste Abhilfe ist der morgendliche nüchtern eingenommene Löffel »TAKEme Glücksnahrung«, der bei den meisten auch einen erfrischenden Mittagsschlaf sicherstellt, denn hier kann es sonst auch zum Erwachen mit Brummschädel kommen.

Senile Bettflucht

Zu bedenken ist bei Schlafproblemen, dass sich mit zunehmendem Alter meist das Schlafmuster ändert. Die Schlafdauer kann von sieben bis acht auf sechs und schließlich fünf Stunden sinken. Dafür dösen dann viele alte Menschen tagsüber viel. Sie machen ihr Nickerchen, wann immer ihnen die Augen zufallen, wogegen eigentlich nichts spricht. Wenn es allerdings zu weniger passenden Zeiten und Gelegenheiten geschieht und sie dann nachts schlaflos liegen und an die Decke starren, ist Abhilfe notwendig. Mediziner sprechen in diesem Zusammenhang von »seniler Bettflucht«.

Ausgehend von der Idee, den Sinn hinter allen Symptomen zu suchen, weist das verminderte nächtliche Schlafbedürfnis alte Menschen darauf hin, sich mehr um die Nacht und weniger um den Tag zu kümmern. Entsprechend ist ja auch die zweite Lebenshälfte zu ihrer Aufgabe geworden. Die veränderte biologische Uhr hat also durchaus ihren Sinn und will mit ihrer Umstellung etwas bewirken.

Während es uns auf dem Hinweg zur Lebensmitte erlaubt zu sein scheint, uns mehr mit den lichten Seiten des Lebens einzulassen, werden wir auf dem Rückweg, ab der Lebensmitte, dazu angehalten, uns mit den dunklen Aspekten auseinanderzusetzen. Offengebliebenes verlangt nach Bearbeitung. Das Alter ist und war in allen alten Traditionen die klassische Zeit des spirituellen Erwachens. Je früher man in dieser Hinsicht erwacht, desto besser.

Und mit der Nacht ist *Schattenarbeit* angesagt, die mit der gleichnamigen CD gut zu beginnen wäre, aber durchaus weiterführen kann und müsste. Der Schatten ist der wirkliche Schatz eines jeden Lebens und seine Entdeckung die eigentliche Aufgabe der zweiten Lebenshälfte. Hier sind immense Energien gebunden, die natürlich auch schon die erste Lebenshälfte wundervoll befruchten könnten. Aber es ist im Leben nie zu spät, insbesondere wenn man die Kette der Leben darin wahr- und wichtig nimmt und seine Aufgabe erkennt. Hilfen hierzu bieten das Buch *Das Schatten-Prinzip* und das dazugehörige *Licht- und Schatten-Tagebuch* (siehe Anhang S. 135). Im Alter ist auch die Zeit dazu vorhanden, sich dieser großen Aufgabe zu widmen, und meine Erfahrungen mit der Psychotherapie zeigen sehr eindrucksvoll, dass es nie zu spät ist, sondern im Gegenteil sich nun eine ideale Chance ergibt, mit dem eigenen Leben im tiefsten Sinne fertigzuwerden. Es dürfte damit auch schon deutlich geworden sein, dass es sich hier zugleich um die beste Sterbevorbereitung handelt.

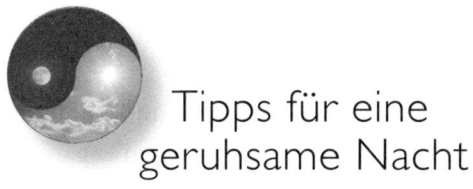

Tipps für eine geruhsame Nacht

Schlafstörungen sind lästig. Nicht nur aus diesem Grund sollte man unbedingt etwas gegen sie unternehmen. Schlafstörungen verkürzen auch die Lebenszeit – wie sich immer mehr herausstellt – in drastischer Weise. Sie zeigen, dass mit dem Leben etwas nicht stimmt, vor allem dass der eigene Rhythmus nicht gefunden ist. Rudolf Steiners Erkenntnis, dass das Leben überhaupt Rhythmus ist, sollte uns zu denken geben. Tatsächlich erhöhen Schlafstörungen das Risiko für Schlaganfall, Infarkt und Krebs, die großen Geißeln unserer Zeit. Da eine Umstellung auf pflanzlich-vollwertige Ernährung im Sinne von *Peace Food* alle diese Risiken deutlich mindert, sei diese unbedingt zu erwägen – nicht nur bei Schlafstörungen, obwohl sie, wie der Titel verspricht, die Entwicklung von innerem Frieden fördert. Nichts ist gutem Schlaf zuträglicher; hier ließen sich wundervolle Synergieeffekte erzielen.[1] Schlafstörungen machen obendrein anfälliger für Infektionen aller Art, weil sie die Abwehrkraft schwächen. Darüber hinaus steigern sie das Unfallrisiko – nicht nur am Steuer. Wer schlecht schläft, stirbt also nicht nur eher, sondern lebt auch bedeutend schlechter.

---

1 Siehe *Vegan für Einsteiger*, *Peace Food – Das vegane Kochbuch*, *Peace Food – Vegano Italiano* (alle bei GU erschienen).

Und die Abhilfe ist so wesentlich und schmackhaft – persönlich habe ich nie besser gegessen als in diesen veganen Zeiten. Davon abgesehen ist die Bearbeitung des Schattens überhaupt das wohl wichtigste Thema des Lebens.

Nur müde ins Bett gehen

Körperliche und geistige Müdigkeit sind ähnlich wichtig für das Einschlafen. Dabei macht es keinen Unterschied, ob wir die körperliche Müdigkeit durch körperliche Arbeit oder durch sanfte Bewegung wie Spaziergänge oder durch Sport erreichen. Hilfreich ist, wenn uns die Tätigkeit sinnvoll erscheint. Ähnliches gilt für geistige Müdigkeit. Auch hier ist es naheliegend, sich in konstruktiver Weise geistig zu fordern, um sich selbst und das Einschlafen zu fördern.

Falls man nach einer Viertelstunde noch wach liegt, ist es sinnvoll, etwa mit Progressiver Muskelrelaxation nachzuhelfen, wie auf der ersten Reise der beiliegenden CD, oder sich mit einer anderen CD und geführten Meditation zur Ruhe zu begeben. Die andere Möglichkeit ist, das Bett wieder zu verlassen und Liegengebliebenes zu erledigen, denn auch das kann abendliches Loslassen fördern. Man sollte dann so lange auf den Beinen bleiben, bis das Gefühl, (tod-)müde zu sein, auftritt und das Bett sehnsüchtig statt widerwillig und mürrisch aufgesucht wird.

Erfahrungsgemäß kommt es zu dieser Schlafstörung auch nur in den Zeiten, wenn Wichtiges liegengeblieben ist. Wird dieses erledigt statt beseitigt, steht es gesundem regenerierendem Schlaf nicht länger im Wege. Im modernen Leben wird so vieles nur verdrängt und eben durch Beiseiteschieben aus dem Blickfeld geräumt, jedoch nicht wirklich erledigt. Verdrängtes aber drängt, zur Seite Geschobenes verhindert in Form von Schiebung Entspannung, und Weggedrücktes drückt natürlich. Unsere Seele ist diesbezüglich altmodisch und sogar nachtragend, jedenfalls lässt sie sich nicht durch Rationalisierungen oder Ausreden beruhigen, sondern fordert ihr Recht. Oft nutzt sie die Nacht dafür, besonders wenn sie sich tagsüber gar kein Gehör mehr verschaffen kann.

Für guten Schlaf kämpfen

Statt sich mit Diagnosen wie Hypersomnie oder Tagesschläfrigkeit krank machen oder krankschreiben zu lassen, ist es viel zielführender, mit offenem Visier in den Kampf um die Schlafzeit einzutreten.

Wer nachts nicht schlafen kann, dafür aber ständig am Tag einnickt, hat offensichtliche Probleme, sich der dunklen Zeit mit all den dort drohenden Schattengestalten anzuvertrauen. So versucht das eigene Unbewusste, den Schlaf in harmlosere Zeiten zu verlegen. Dort ist aber der Schlaf zum einen nicht so wirksam, zum anderen werden neben dem Tagesprogramm auch alle möglichen Sozialkontakte zerrüttet. Zudem ergibt es viel mehr Sinn, sich in der dunklen Zeit auch den dunklen Themen zu stellen.

In solch einer Situation liegt es zuerst einmal nahe, die unbewusste Angst vor dem Dunkel und seinen Schattenwesen anzugehen. Hierzu gibt es eine Reihe von Hilfen, wie die Selbsthilfeprogramme *Angstfrei leben* und die CD *Schattenarbeit*, aber auch deren schon erwähnte Vertiefung mit dem Buch *Das Schatten-Prinzip*.

Der Kampf muss jedoch noch auf einer zweiten Ebene angegangen werden. Wer nämlich der Müdigkeit tagsüber nicht nachgibt, wird irgendwann wieder nachts schlafen. Die Frage, die es hier auszufechten gilt, lautet: Gewinnt das Unbewusste, oder behält das Bewusstsein die Oberhand?

Der Kampf gegen die tägliche Schläfrigkeit ist durchaus zermürbend; aber zur Not kann man ja aufstehen, falls man im Sitzen dem Schlaf nicht entkommt. Wer sich fest entschließt, zwischen 9 Uhr morgens und 8 Uhr abends keine Minute zu schlafen, und dies auch durchhält, wird damit auf längere Sicht Erfolg haben.

Der Nachtschlaf tritt umso sicherer und schneller ein, wie das Unbewusste die Botschaft empfängt, dass es mit seinen Störmaßnahmen in Gestalt ständiger Nickerchen keine Chance mehr hat. Auf die Intelligenz des Körpers können wir uns jederzeit verlassen. Er tut sich grundsätzlich nichts Sinnloses an.

Loslassübungen

Der Schlüssel für schnelles und sanftes Einschlafen liegt in dem schon erwähnten Begriff des Loslassens.

Wer Schlaf vergeblich sucht, hat mit Sicherheit irgendetwas in seiner Vergangenheit nicht abgeschlossen, das ihn bewusst oder auch unbewusst drängt und vor sich her treibt. In solchen Fällen sind Loslassübungen zu empfehlen. In dem Buch *Die Leichtigkeit des Schwebens* habe ich Erfahrungen und bewährte Übungen zusammengetragen, die helfen, durch Loslassen in leichte, schwebende Seinszustände einzutauchen. Und dabei geht es um so wundervolle Möglichkeiten wie den Verbundenen Atem, der himmlische Seinszustände ermöglicht.

Auch befriedigender Sex mit einem fulminanten Orgasmus als Abschluss fördert anschließendes wohliges Einschlafen. Der Orgasmus als kleiner Tod bahnt dem Schlaf in wundervoller Weise den Weg.

Sein Tagesmaß finden

Loslassen kann ich nur, womit ich fertiggeworden bin. Nun sind die Aufgaben heute oft von so komplizierter Art und so großem Umfang, dass ihre Erledigung sich über mehrere Tage, Wochen oder gar Monate hinzieht und sie gar nicht am selben Tag abgeschlossen werden können.

Wer selbstkritisch erkennt, was er gut schaffen kann, und wer sich dieses realisierbare Ziel vorgibt, könnte den Begriff des

Tagewerks für sich privat wieder einführen. Das Entscheidende ist, dass *wir* es schaffen können – und nicht davon geschafft werden! Wer ein realistisches Tagewerk am Ende des Arbeitstages bewältigt hat, kann sich zufrieden davon zurückziehen und Ruhe finden – jene Ruhe, die Einschlafen wieder zu einem selbstverständlichen und natürlichen Geschenk macht. Und wir wären zurückgekehrt in eine Situation, wie sie über Jahrtausende hinweg Normalzustand war.

Ratsam ist also, alle Aufgaben in sinnvolle Abschnitte zu unterteilen, die im Rahmen eines Tagewerkes zu bewältigen sind. Je einfacher strukturiert die Aufgabe ist, desto leichter wird dies fallen. Beim Aufräumen oder Bügeln, bei Gartenarbeit oder Bergwandern gelingt es in der Regel noch leicht, und deshalb kann man sich bei solchen Tätigkeiten auch gut erholen und danach sowohl heilsamen als auch erquickenden Schlaf finden. Aber natürlich können wir auch bei ehrgeizigen modernen Projekten ein realistisches persönliches Tagesmaß festlegen und verwirklichen. Als wundervollen Nebeneffekt wird man dabei erleben, dass sich Leben von Funktionieren erheblich unterscheidet, Ersteres macht Freude, Letzteres ist eine (meist mühselige) Last.

Im natürlichen Rhythmus leben

Schlafen ist ein Instinkt jedes Menschen. Von Natur aus sind uns bestimmte Rhythmen vorgegeben: der Rhythmus der Jahreszeiten, der Tag-Nacht-Rhythmus und daraus folgend der Wach-

Schlaf-Rhythmus. Diese Rhythmen sind ein elementarer Aspekt unseres Lebens. Sie haben spürbar Macht und sind nicht leicht außer Kraft zu setzen. Je weniger wir uns in sie einmischen, desto besser. Wenn wir uns von Schlafstörungen wieder befreien wollen, müssen wir zurück zu den Wurzeln gehen und uns mit dem Rhythmusproblem beschäftigen.

Der Tagesrhythmus ist zudem ein Abbild des größeren Lebensrhythmus. So spricht man auch vom Zenith des Lebens, an dem die Lebenskraft beziehungsweise die Sonne ihren Höchststand hat, oder vom Alter als Lebensabend.

Vieles deutet darauf hin, dass Menschen, die zu einem natürlichen Lebensrhythmus zurückfinden, auch ihre Schlafstörungen verlieren. Hierzu einige Hinweise:

· Viel natürliches Sonnenlicht hilft, den Schlaf-Wach-Rhythmus wiederzubeleben. Nach Forschungen des Chronobiologen Till Ronneburger aus München wird etwa zwei Stunden früher müde, wer pro Woche mehr als dreißig Stunden im Freien verbringt. Wer weniger als zehn Stunden im Freien war, ermüdet entsprechend zwei Stunden später. Viel natürliches Licht macht der inneren Uhr offenbar Beine.

· Wenn sich in den langen, dunklen Wintermonaten, in denen der Unterschied zwischen Tag und Nacht langsam in trüben Wetterverhältnissen untergeht, auch auf seelischer Ebene Trübsal einstellt, liegt dies an einem Überhandnehmen des Nachthormons Melatonin im Blut und vor allem im Gehirn sowie an einem Absinken des stimmungsaufhellenden Serotonin. In dieser Situation kann eine intensive Lichttherapie mit speziellen Lampen einige Besserung bringen. Es hat sich auch gezeigt, dass allein reichlich Sonnenlicht während des Tages geeignet ist, einen durcheinandergeratenen Schlaf-Wach-Rhythmus wieder zu normalisieren. Im Normalfall reicht das Aufsuchen der Sonne bis hin zu ausnahmsweise längeren Sonnenbädern. Im hohen Norden und selbst in unseren Breiten – etwa bei langen Nebelperioden – kann es diesbezüglich zu Mangelerscheinungen kommen. Und wo das schwierig ist, bleibt immer noch die erwähnte Ernährungsvariante mit dem Löffel »*TAKEme* Glücksnahrung« morgens auf nüchternen Magen, um biochemisch dem Missmut gegenzusteuern.

- Für so gut wie alle Schlafstörungen empfiehlt sich das Einhalten eines weitgehend stabilen Schlaf-Wach-Rhythmus, der auch am Wochenende beibehalten wird. Manchen Menschen fällt es tatsächlich schwer, an freien Sonn- und Feiertagen auszuschlafen und an Arbeitstagen mit Wecker deutlich früher aufzustehen. Ihnen hilft ein eher konstanter Rhythmus von täglich gleichen Aufsteh- und Zubettgehzeiten. Wenn dann noch die individuell sinnvollen Schlafzeiten beachtet werden, ist hier ein guter Ansatz geschaffen. Eine Gefahr würde lediglich darin liegen, in eine gewisse Unflexibilität oder gar Starre zu geraten. Allerdings ist das Zurückfinden zu einem befriedigenden Schlafverhalten erst einmal vorrangig, und ein zu starrer Takt kann dann später wieder in lebendigen Rhythmus verwandelt werden – lebendig in dem Sinne, dass er vom Leben und seinen individuellen Notwendigkeiten mitbestimmt wird.

Muster durchschauen

Die einfachsten Schlafmittel liegen im Bereich einer Lebensführung, die den Schlaf nicht aktiv verhindert. Früher kannte man in der Medizin den Leitsatz *Nil nocere* (»Nicht schaden«). Jede abendliche Beschäftigung ließe sich unter dem Aspekt betrachten, ob sie den Schlaf eher fördert oder beeinträchtigt.

Falls man glaubt, nachts überhaupt nicht mehr schlafen zu können (Schlafhypochondrie), bewährt sich am besten eine Doppelstrategie. Zum einen kann bereits mehr Wissen über den Schlaf helfen (siehe dazu auch der auf Seite 50 f. beschriebene einfache Versuch, während der scheinbar durchwachten Nacht jede Viertelstunde mit einem Kreuzchen abzuhaken). Wer zum anderen zusätzlich das Wirken sich selbst erfüllender Prophezeiungen durchschaut, wird deutlich weniger leicht ihr Opfer.

Überhaupt ist das Durchschauen der Entwicklung seelischer Muster ein erster entscheidender Schritt zu ihrer Überwindung. Geschieht dies obendrein in Trance, also durch Betonung der archetypisch weiblichen rechten Gehirnhälfte etwa im Rahmen von Entspannungsprogrammen wie der beigefügten CD, kann sich auf dieser Ebene die Lösung ergeben. In tiefer Entspannung können auch die Ursachen von Sorgen und Ängsten am besten angeschaut und durchschaut werden.

Gedankenspiele, Meditationen, Gutenachtgeschichten

Da es meist der Intellekt ist, der gedankenwälzend den Schlaf verhindert, sollte man ihn anders beschäftigen. Die Ablenkung funktioniert, da er nicht mehrere Themen gleichzeitig bearbeiten kann. Zum Beispiel lassen sich sogar sehr erregte Patienten in tiefe Trance und damit Ruhe führen, wenn es nur gelingt, ihre Aufmerksamkeit ab- und umzulenken. Besonders geeignet sind für dieses Vorgehen einfache Gedankenspiele wie etwa Meditationen über wichtige Themen, mit denen zu beschäftigen sich wirklich lohnt.

Weniger sinnvoll, aber manchmal auch wirksam ist es, den Intellekt so sehr zu langweilen, dass er gleichsam aussteigt und abschaltet.

Die zum Einschlafen förderliche Monotonie kann hingegen mit Gewinn in entsprechende Rituale einfließen, die den Tag gut beenden und dem Schlaf Tür und Tor öffnen. In diesem Sinne mag alles, was in eine ruhige Gemütslage führt, was den Geist befriedet und zur Ruhe kommen lässt, ein wirksames Einschlafmittel sein, als da wären gute Bücher, die jene Geschichten enthalten, die früher die Alten des Stammes oder Volkes erzählten. In diesem Zusammenhang ist auch an gute Filme zu denken. Schädlich ist dagegen unbewusstes »Sich-Zumüllen« mit undifferenzierten Fernsehprogrammen. Wer bedenkt, dass er die Themen, mit denen er sich vor dem Einschlafen beschäftigt, mit in den Schlaf nimmt, findet sowieso kaum ein Fernsehprogramm, bei dem er riskieren dürfte, in Trance zu fallen.

Zu den beruhigenden Methoden gehört auch das berühmte Schäfchenzählen. Oder man zählt die Sterne an einem imaginierten Nachthimmel. Man kann auch einfach bis hundert und dann wieder zurück zählen – am besten noch in einer Sprache, die einem nicht völlig geläufig ist, sodass man leichter bei der Sache bleibt, bis der Schlaf einen einholt. Hauptsache, der Intellekt beginnt nicht wieder sein altes Lieblingsspiel und produziert neuerlich Gedankenschleifen. Sobald er dabei ertappt wird, gilt es, sogleich zu der für ihn sinnlosen Zählübung zurückzukehren. Er wird allerdings nur widerwillig gehorchen, da er alles Sinnlose hasst – ohne leider die Sinnlosigkeit seines eigenen Gedankenwälzens zu durchschauen.

Der anspruchsvollste Weg, den Intellekt zu ermatten, besteht in seiner Überforderung mit Hilfe eines Koans aus der Tradition des Zen-Buddhismus. Darunter versteht man eine Formulierung, ein Zitat oder eine Episode aus dem Leben eines Meisters, deren Kennzeichen das Paradoxe ist, die also nur jenseits (*para*) des Denkens (*dokein*) erfasst werden kann. Ein berühmtes Koan verlangt beispielsweise, das Klatschen einer Hand zu hören. Ein anderes berühmtes Koan fordert die Befreiung einer Taube, die mit dem Kopf aus einer wertvollen Mingvase herausschaut, ohne dabei die Vase zu zerstören. Hier kann der Intellekt nun seinem Lieblingsspiel nachgehen und das Problem in alle Richtungen drehen. Durch den eingebauten rituellen Aspekt steigt allerdings die Chance beträchtlich, dass es ihm langweilig wird, er abschaltet und der ohnehin übermüdete Organismus seine (Schlaf-)Chance wahrnimmt.

Ganz ähnlich lassen sich geführte Meditationen einsetzen. Wer sich mit sanften und die innere Ruhe fördernden Seelenbildern beschäftigt, kann nicht gleichzeitig sorgenvolle Gedanken wälzen. Insofern bieten solche Meditationen einen der einfachsten Wege in die jenseitige Welt. Vor allem haben sie den großen Vorteil, schon vorab in Entspannung und Trance zu führen. So wird der erste Schritt zum Hinübergleiten gleich zu Beginn erfolgreich absolviert, und die Entspannung kann sich rasch weiter vertiefen.

Auf dem Gegenpol finden sich spannende Gutenachtgeschichten und Märchen für Kinder, die offenbar ebenfalls gut auf die dunkle Welt der Nacht vorbereiten. Wie wichtig Gutenachtgeschichten zur Begleitung der Kleinsten ins Traumreich sind, wissen die meisten Eltern aus Erfahrung.

Später im Leben werden die spannenden Geschichten und Märchen zunehmend durch Krimis und Abenteuerromane ersetzt, sie dürften das Terrain noch ähnlich bereiten, wenn auch weniger tief, weil sie ohne die als Seelennahrung so wichtigen Urprinzipien und Seelenbilder arbeiten. Aber hier dürfte doch die Antwort auf die Frage liegen: »Warum geht die Mimi ohne Krimi nie ins Bett?«

Ideal wäre natürlich, vor dem Einschlafen Bücher oder auch Filme zu wählen, die schon in die Seelen-Bilder-Welten führen, wie es die Märchen für Kinder tun. Mit *Habakuck und Hibbelig* erzähle ich so eine (Gutenacht-)Geschichte. Sie führt Kinder und das innere Kind in Erwachsenen in die Welt der Elemente und Mythen, der Schicksalsgesetze und des Schattenprinzips ein und vermittelt ganz nebenbei die Grundlagen des spirituellen Weltbildes und damit Lebenssinn. Die Form eines Hörbuchs auf zwölf CDs (www.heilkundeinstitut.at) eignet sich noch viel besser, um Brücken in die Traumwelten der Nacht zu schlagen. Eine wundervolle Chance, zur Ruhe zu kommen und gut einzuschlafen, bietet auch die abendliche Bilanz-Meditation; eine gute Anregung dazu findet sich auf der CD *Schlaf – die bessere Hälfte des Lebens.*

Gewohnheiten, die das Einschlafen fördern, bekommen rasch Ritualcharakter. So mag die Gutenachtgeschichte für Erwachsene mit der Zeit einem Nachtgebet ähnlich werden oder in die Nähe einer geführten Meditation rücken. Die eigenen, ganz individuellen Bilder haben oft eine stärkere Wirkung als die vorgegebenen. Wer sich auf geführte Meditationen stützen will, hat eine reiche Auswahl passender CDs (www.heilkundeinstitut.at).

Auch Schlaflieder erfreuen sich in allen Kulturen großer Beliebtheit und gehören fest zum Erfahrungsschatz der Menschen. Seit neuestem ist ihre Wirkung auch wissenschaftlich belegt, und zwar bei den Allerkleinsten, den Frühchen. Wenn man ihnen Schlaflieder vorsingt, schlafen sie ruhiger und fester und bekommen zudem eine langsamere, den Schlaf fördernde Pulsfrequenz.

Einschlafrituale schaffen

Kleine persönliche Schlafrituale – von der Gutenachtgeschichte der Kindheit über den Gutenachtkuss bis hin zum Schlummertrunk – können, wenn sie mit Energie und Bedeutung geladen werden, das genaue Gegenteil der negativen Konditionierung auf Schlaflosigkeit bewirken. Zum Einschlafen sind Rituale sehr bewährt, wie wir es bei Kindern noch erkennen können. Ihre oft unverzichtbaren Ritualgegenstände wie flauschige Schlaftiere sind unersetzlich. Der auf Kinder spezialisierte Psychoanalytiker Donald W. Winnicott spricht bei den Einschlafhilfen von »Übergangsobjekten«. Kinder brauchen sie – vor allem in der Zeit, bevor sie sich verbal gut ausdrücken können –, um den Übergang in das Schlaf- und Traumreich zu bewältigen.

Ohne sich dessen bewusst zu werden, basteln sich viele Erwachsene ihr eigenes Schlafritual zusammen. Es beginnt oft mit dem Gang ins Badezimmer. Sich den Tag *abzuschminken*, während man sich mit Reinigungslotion die Make-up-Reste entfernt, ist gar keine schlechte Idee. Der Tag ließe sich auch unter der Dusche konkret und symbolisch abwaschen. Man könnte sogar die abendliche Zahnpflege als eine Art Waffenpflege erkennen und zu einem bewussten Abschied von den Aggression(swerkzeug)en des Tages gestalten.

Natürlich erfüllen auch Abend- und Gutenachtgebete die Rolle von Ritualen. Wer sich am Ende des Tages mit seinem Herrgott oder der großen Mutter (Maria) verständigen kann oder seinen Schutzengel zur Begleitung der »Nachtmeerfahrt«

einlädt, ist natürlich ebenfalls gut beraten, was die Sorgen als Hauptstörenfriede der Nacht angeht. Meditationen können eine ähnliche Funktion bekommen. In dem Maß, wie sich ein stabiles Bewusstseinsfeld für diese rituellen Momente entwickelt, gewinnen sie an Kraft und setzen sich so mit der Zeit immer leichter und schließlich wie von selbst durch. Irgendwann wird es dann sogar schwierig, sie zu durchbrechen und außer Kraft zu setzen. Raucher kennen das von ihrem Zigarettenritual, genauso Sportler, wenn sie am Ende ihrer Karriere den alten harten Trainingsalltag den neuen Erfordernissen anpassen wollen.

Jeder Handgriff vermag so am Abend zum Schlafritual zu werden, vor allem wenn man bedenkt, dass es auf dem Entwicklungsweg letztlich darum geht, den ganzen Tag zu einem bewussten Ritual zu machen. Je bewusster das Ritual zusammengestellt und gelebt wird, desto wirksamer kann es naturgemäß helfen, die Schwelle zur jenseitigen Welt der Nacht zu überschreiten.

Wer sich im Alltag beim Überschreiten einer noch so profanen Schwelle bewusst ist, dass er ständig diesen einen entscheidenden Übergang zwischen den Welten übt, wird sich mit allen Übertritten und Lebensübergängen leichter tun. Er wird nicht nur schneller einschlafen, sondern auch in der Erotik genussvoller loslassen und »natürlich« auch bewusster und leichter sterben können.

Das Danken am Ende des Tages: Von dem Benediktiner Bruder David Steindl-Rast habe ich ein wundervolles Ritual gelernt. Er empfiehlt, jeden Abend seinen Dank an die Schöpfung au' zudrücken. Ob in Form eines Nachtgebetes oder einer geführten Meditation – dieses Dankritual wird immer Beruhigung mit sich bringen und zum Beispiel den Atem verlangsamen und vertiefen. Auf die Frage, was zu tun sei, wenn einmal gar kein Grund zum Danken bestehe, antwortete David lächelnd, es gebe immer genug Gründe zu danken, meist sogar mehr, als zu klagen. Solange es noch genug Luft zum Atmen gibt, genug Wasser zum Trinken und die Kraft zu lächeln, hat er jedenfalls Recht.

Eine gute und zudem die Gesundheit fördernde Idee ist, dem Körper für all seine Dienste während des Tages zu danken und sich vielleicht auch für alles zu entschuldigen, was man ihm während des Tages zugemutet hat. Dankbarkeit zu zeigen ist übrigens nicht nur ein gutes Einschlafritual, sondern auch eine gute Vorübung für das große Schlussritual am Ende des Lebens. Wer rechtzeitig gelernt hat, auf jeden Tag dankbar zurückzublicken, wird mit dieser Haltung auch viel leichter auf das jeweils vergangene Jahr und irgendwann dann auch auf das wirklich letzte Jahr und das ganze Leben zurückschauen können.

Den Tag Revue passieren lassen: Ein weiteres sehr wirksames Einschlafritual besteht darin, den Tag noch einmal Revue passieren zu lassen. Bilanz zu ziehen ist nicht nur in wirtschaftlicher Hinsicht geboten, sondern auch seelisch überaus wichtig. Wer den Tag mit einem Rückblick abschließt, wird viel besser mit ihm fertig.

Sobald man entspannt im Bett ruht, geht man in Gedanken und beginnend mit den Geschehnissen und Eindrücken des Abends Schritt für Schritt zurück und verweilt jeweils einen

Augenblick bei den wichtigeren Ereignissen, so wie sie mit den jeweils spontan auftretenden Gedanken erscheinen. Selbst wenn man auf Nichtbewältigtes stößt, ist dessen Anerkennung viel besser als seine Verdrängung. Ein in seiner Existenz und Bedeutung anerkanntes Problem wird weit weniger drängen und stören als ein Verdrängtes. Schließlich erreicht man den Morgen des gerade verstreichenden Tages und geht einfach weiter zurück über das morgendliche Erwachen hinaus. Im Idealfall endet der Rückblick bei den Träumen der letzten Nacht. Dabei werden die Themen des Tages mit Distanz betrachtet. Das Erlebte wird Punkt für Punkt abgehakt und der Vergangenheit übergeben, während man selbst weitergehen und träumen kann. Ein besserer Übergang in die Welt der Träume, die auf einen wartet, lässt sich kaum wünschen.

EMDR – sich Schweres leicht machen: Eine wundervolle, weil Wunder wirkende Hilfe ist dabei noch die Möglichkeit, auch unangenehme und sogar schlimme Erfahrungen gut zu verarbeiten mit dem einfachen Trick kreisender Augäpfelbewegungen. Die von der US-Amerikanerin Shapiro stammende Methode EMDR (*Eye Movement Desensitization and Reprocessing*) beruht auf der wissenschaftlichen Erkenntnis, dass während der Traumphasen Augenbewegungen vorherrschen, weshalb wir von REM (*Rapid Eye Movement*)-Schlaf sprechen. Francine Shapiro drehte das einfach um, bezog es auf den wachen Tag, und siehe da: Es wirkt.

Wenn wir unsere Augäpfel bewegen, können wir auch viel besser seelisch verarbeiten. Nach meiner Erfahrung haben sich am besten kreisende Bewegungen bewährt, bei denen die Aug-

abendliches Ritual!

äpfel gemeinsam eine liegende Acht nachzeichnen. Das rechte Auge den rechten Bauch der Acht, das linke den linken. Sobald man also bei der Bilanz des Tages auf etwas Unangenehmes trifft, empfiehlt es sich, einfach die Augäpfel kreisen zu lassen, während man sich mit der Situation konfrontiert. Das ist natürlich nicht nur vor dem Einschlafen, sondern auch während des Tages eine wundervolle Übung und Erleichterung des Lebens.

Ein Ritual zum Dank

Erfahrungsgemäß kann das Dankritual am Ende des Tages sehr gut mit dem Ritual des Rückblicks verbunden und zu einem einzigen starken Einschlafritual verschmolzen werden. Darüber hinaus lassen sich beide Tagesabschlussrituale durch konkrete Einschlafhilfen ergänzen, zum Beispiel durch ein warmes Vollbad oder ein ansteigendes Fußbad, da wir mit warmen Füßen erfahrungsgemäß viel besser einschlafen. Noch aktivere Komponenten können Spaziergänge sein oder alle Formen sogenannter aktiver Entspannung wie die Progressive Muskelrelaxation nach Jacobson (siehe Seite 106).

Die Schlafzeit objektiv messen

Falls Schlaflosigkeit und Unausgeschlafensein im Sinne der Lebensflucht als universale Erklärung für alle Missstände herhalten müssen, hilft vor allem die Erkenntnis, dass die Leistungsfähigkeit nicht nur von der Zahl der geschlafenen Stunden abhängig ist. In solchen Situationen kann auch die bereits erwähnte Objektivierung der Schlafzeit weiterhelfen (siehe Seite 50 f.). Auf diese Weise werden meist mehr geschlafene Stunden gezählt, als die Schlafgestörten selbst glauben. Die Aussage »Ich drücke die ganze Nacht kein Auge zu« stimmt dann insofern, als die Augen – öfter als zugegeben – immer wieder *von selbst* zufallen.

Einschlafprobleme nicht belohnen

Bei durch Belohnung »erlernten« oder verstärkten Schlafproblemen ergeben sich einige einfache Maßnahmen als Auswege. Sie sind nur als eine erste Hilfe zu betrachten und vor allem zur Unterstützung tiefergehender Therapieansätze geeignet, denn es sei nochmals betont, dass Erlernen ein Erklärungsmodell ist, das die Tiefe der Problematik nicht erschöpfend erfasst.

Im Fall des durch Belohnung verstärkten Schlafproblems liegt es nahe, auf das Nicht-einschlafen-Können in Zukunft negativ zu antworten, also in der schlaflosen Zeit lieber unliebsame Arbeiten zu verrichten. Dahinter steht der Gedanke: »Wenn ich schon nicht schlafen kann und mich deshalb schlecht fühle, ist es sowieso egal. Dann stehe ich eben auf und mache Ordnung oder arbeite Liegengebliebenes auf.« Auf diese Weise wird die alte Konditionierung aufgelöst und das Nicht-schlafen-Können nicht länger als angenehmes Ausweichmanöver verstanden.

Das Feld des Schlafens verändern

Bei der Verknüpfung des Schlafplatzes mit Schlafproblemen ist es ratsam, das Bett und möglicherweise das ganze Schlafzimmer so weit zu verändern, dass sich ein anderes Feld aufbaut.

Wer zum Beispiel weiß, dass die Gestaltung seines Schlafzimmers nach den Kriterien des Feng-Shui ideal für ihn ist und zu schönen, klaren Träumen führen soll, ist gut beraten, sich um die praktische Umsetzung zu kümmern. Wer jeden Abend daran denkt, wie viel Energie und Achtsamkeit er auf sein ganz besonderes Bett samt allen Accessoires verwendet hat, ist ebenfalls in einer guten Position.

Ein ganz sicherer Tipp, der zudem nichts kostet und obendrein enorm Zeit spart sowie eine äußerst wirksame Paartherapie mit einschließt, ist der Hinauswurf des Fernsehapparates aus dem Schlafzimmer. Doch Vorsicht: Es kann nun auch deutlich werden, dass man sich eigentlich nichts mehr zu sagen hat.

Für Ruhe und Dunkelheit sorgen

Zum Schlafen brauchen wir Ruhe und Dunkelheit. Nur im Dunkeln kann das schlaffördernde Hormon Melatonin in ausreichendem Maß gebildet werden. Aus diesem Grund sind für Menschen, die wegen ihrer Schichtarbeit tagsüber schlafen müssen, gegebenenfalls sogar Schlafmasken zu empfehlen, wenn auch ein dunkler Raum natürlich angenehmer, bequemer und besser wäre.

Grundsätzlich ist das ruhigste und abgeschirmteste Zimmer als Schlafraum zu wählen, um Störungen von außen wie Verkehrslärm so gering wie möglich zu halten. Selbst an ganz normalen Lärm, an den wir uns subjektiv durchaus gewöhnen, kann sich unser Körper nicht ausreichend anpassen. Er nimmt Schaden, ohne dass wir es lange Zeit bemerken. Lärm macht auf Dauer wirklich krank. Zur Not kann man Ohrstöpsel verwenden. Es gibt inzwischen sogar Modelle, die eine gute Lärmdämmung bieten, ohne das Gefühl des Ab- und Ausgeschlossenseins zu vermitteln. Man wird sogar noch den Wecker hören, hat aber vor dem lärmenden Rauschen etwa des Verkehrs oder dem Schnarchen des Partners seine Ruhe. Der Einbau von Schallschutzfenstern ist ebenfalls denkbar. Allerdings würden wir damit auch keine frische Luft mehr hereinlassen, was natürlich sehr schade wäre, da diese angenehmen Schlaf auch sehr gut befördern kann.

Schlafkleidung gut auswählen

Statt für die passende, gesunde Schlafkleidung zu sorgen, neigen viele dazu, ihr Schlafzimmer stark zu überheizen, um nur nicht zu frieren. Dabei ist es besser, in der frischen Luft eines kühlen Zimmers zu schlafen und für warme Füße zu sorgen. Der Weg über scheinbar altbackene Utensilien wie Bettschuhe, in Wahrheit eher warme Strümpfe, ist dabei immer noch sinnvoller, als eine Heizdecke in Betrieb zu nehmen, da diese unweigerlich über Verweichlichung zur Schwächung des Immunsystems führt. Der Körper verlernt durch die Heizdecke, selbst für genug Wärme zu sorgen. Die Bettschuhe helfen ihm dagegen lediglich, seine eigene Wärme zu bewahren.

Ähnlich wie den völlig aus der Mode gekommenen Bettschuhen ergeht es inzwischen sogar Schlafanzug und Nachthemd. Beide sind jedoch viel gesünder als ein sich ungemütlich anfühlender Nacktzustand. Angenehm weite, hautfreundliche Schlafbekleidung aus Naturmaterialien wärmt nicht nur, sondern saugt auch Schweiß auf. Es ist normal, bis zu einen Liter Flüssigkeit pro Nacht über die Haut zu verlieren. Einen halben Liter wird jeder auf diesem Weg abgeben. Gute Schlafbekleidung kann einen großen Teil davon aufnehmen. Bei Nacktschläfern wird der Schweiß direkt ins Bett abgegeben und belastet es auf Dauer.

Einfach die Unterwäsche anzulassen, statt sich für die Nacht zu kleiden, ist nicht nur unhygienisch, sondern erst recht von der Schwingung her keine gute Lösung. Zum einen bedeckt die Unterwäsche den Körper zu wenig; sie kann also nur einen Teil des Schweißes aufsaugen. Zum anderen ist es wenig angenehm und auch medizinisch bedenklich, zu lange im selben Milieu zu verbringen.

Im Vollbad entspannen

Der Tag lässt sich entspannt in einem warmen Bad (nicht über 37 Grad) abschließen. Wenn man noch etwas Melissen- oder Lavendelöl hinzufügt, kann das zusätzlich wohltun. Auch ein Entsäuerungsbad wie das von Orgon (www.heilkundezentrum.at) vermag wertvolle Dienste als Einschlafhilfe zu leisten.

Im warmen Wasser können die Muskeln gut entspannen. Je nach Größe der Badewanne kann ein Dehnungsritual anschließen, das dazu dient, die Tagesanspannung in den wichtigsten Muskeln bewusst zu lösen.

Kneipp-Übungen

Warme Füße sind eine elementare Voraussetzung für guten Schlaf. So kommen auch all die Kneipp'schen Wasseranwendungen – von kalten Arm- und Wadenwickeln über Wasser-, Tau- oder Schneetreten bis zu Wechselduschen – in Frage. Sie helfen, das Blut in die Haut, unser größtes Organ, zu verlagern, und sie entlasten damit den überladenen Kopf.

Eine Verbindung zum warmen Bad wäre die Kneipp-Übung, bei der man nass, also ohne sich abzutrocknen, ins Bett zurückkehrt und sich dort während des Einschlafens trocknen lässt. Im Sommer ist dies vor allem nach einer kalten Dusche äußerst angenehm.

Ansteigende Fußbäder

Eine einfache und naturheilkundlich gesunde Maßnahme ist das ansteigende Fußbad. Obendrein fühlt es zu sehr warmen Füßen, was allen, die im Leben mit einem niedrigen Blutdruck unterwegs sind, angenehm sein wird. Bei Einschlafproblemen sind ansteigende Fußbäder, die das Blut aus dem Großhirn in die Füße hinunterziehen, eines der wirksamsten Mittel. Es wird der gegenteilige Effekt wie bei den »Bluttransfusionen« durch Hochlagerung der Füße erreicht.

Den niedrigen Blutdruck erhöhen

Bei einigen Menschen mit niedrigem Blutdruck führt der Genuss von Kaffee, der andernfalls ein sicherer Schlafverhinderer und als solcher sehr geschätzt ist, zum sogenannten paradoxen Einschlafen.

Ein schonenderer Einschlafversuch könnte darin bestehen, einfach die Beine hochzulagern und so eine Art nächtliche »Bluttransfusion« aus unteren Partien nach oben zu gewährleisten. Das lässt sich durch einen Keil unter der Matratze an deren Fußende für die Nacht leicht erreichen. Auch tagsüber kann sich dieser Effekt als sehr angenehm erweisen und lässt sich in idealer Weise mit in der Höhe verstellbaren Schwebewiegen (www.heilkundezentrum.at) erreichen.

Sowohl der Kaffeegenuss als auch die Transfusion wirken in diesem Fall schlafanbahnend, weil sie den nächtlich noch weiter absinkenden Blutdruck zumindest leicht erhöhen. Auch warme Wollsocken können hier schon manchmal Wunder wirken.

Der Schlafkeil

Für einen Bettkeil reicht es aus, sich einen Keil von 15 bis 20 cm Höhe – je nach Tiefe des Blutdrucks – und 1 m Länge (und natürlich in Bettbreite) aus festem Schaumstoff schneiden zu lassen und an das Fußende des Bettes unter die Matratze zu legen. Da es keinerlei direkten Hautkontakt zum Schläfer gibt, kann es ruhig Schaumstoff sein.

Leberwickel

Für besonders überdrehte (Menschen-)Typen, die zu Bluthochdruck neigen, kann es sich bewähren, mit einem Leberwickel ins Bett zu gehen. Dabei sinkt nicht selten auch spürbar der Blutdruck. Vielleicht ist dies sogar der Grund für die schlafördernde Wirkung, die viele Fastende vom Leberwickel kennen. Für Menschen mit niedrigem Blutdruck ergibt sich meist keine weitere Blutdrucksenkung, was jedoch individuell zu prüfen ist.

Besonders wirksam und empfehlenswert ist der Leberwickel in Kombination mit einem Mittagsschlaf. Die blutdrucksenkende Wirkung erhöht dessen hohen gesundheitlichen Wert nochmals erheblich.

So machen Sie einen Leberwickel

Für einen Leberwickel nehme man eine Wärmflasche aus Gummi und fülle sie am Wasserhahn mit heißem (nicht mit kochendem) Wasser. Dann drücke man ihr mit Daumen und Mittelfinger auf den »Bauch«, sodass wieder Wasser ausfließen kann. Wenn dies fast abgeschlossen ist, drehe man den Stöpsel hinein, sodass die Flasche zwar nur schlapp, aber völlig mit Wasser gefüllt ist. In dieser Form kann sie sich dem Rippenboden anpassen, auf den sie gehört.

Man nehme nun ein normales Handtuch, befeuchte ein Drittel davon mit heißem Wasser, lege die Wärmflasche darauf und den trockengebliebenen Handtuchteil darüber. Dann begebe man sich in die Horizontale (des Bettes) und platziere diese Packung auf den rechten Rippenbogen, dorthin, wo man die Lunge vermutet. Genau an dieser Stelle ist auch die Leber, die im Idealfall nicht über den Rippenbogen hinunterreicht. Jetzt kann man beruhigt einschlafen und die abgekühlte Wärmepackung irgendwann nachts aus dem Bett werfen. Beim Mittagsschlaf empfiehlt sich, unbedingt den Wecker zu stellen, da man sonst (den ganzen Nachmittag) verschlafen könnte.

Körperliche Bewegung

Auch einfache Abendspaziergänge sind hilfreich, denn sie bewirken bessere Durchblutung, besonders wenn man etwas zügiger ausschreitet, sodass viel Blut in die Muskeln abgezogen wird. Ein wenig sanfter Abendsport könnte denselben Zweck noch gesünder erfüllen, wobei auch an ruhige Übungen aus dem Tai Chi, Qi Gong und Yoga zu denken wäre. Alles Blut, das in die Muskulatur abgezogen wird, stört nicht mit Überfülle im Kopf beim Einschlafen. Insofern sind Übungen, die das Blut in die untere Extremität und besonders die Füße ziehen, am geeignetsten. Sie reichen von Tau- und Schneetreten aus dem Kneipp'schen Repertoire zu Barfußlaufen und richtigem Sport, der allerdings nicht mit Ehrgeiz verbunden sein sollte, sondern mit moderater Bewegung im Sauerstoffgleichgewicht, das heißt, ohne in Hecheln und Atemnot zu geraten.

Muskelentspannung

Den Weg über die bewusste Anspannung zur Entspannung nimmt die Progressive Muskelrelaxation nach Jacobson. Der Name hört sich komplizierter an, als die Übung ist. Die erste Reise der beiliegenden CD bedient sich dieses Weges. Wir versetzen dabei die verschiedenen Körperregionen in höchste Muskelspannung und halten die Spannung, bis sie schier unerträglich wird. Das Loslassen erfolgt jeweils abrupt, und wir erleben dann sehr bewusst, wie sich mit der Entspannung wohlige Wärme ausbreitet. Es zeigt an, dass die Energien wieder ins Fließen kommen. Nicht selten fließt man gleich mit hinüber in Morpheus' Arme.

Die Progressive Muskelrelaxation

Bei der Progressiven Muskelentspannung setzen wir die isometrische, das heißt die Muskellänge nicht verändernde Anspannung ein. Am besten schon gemütlich im Bett liegend beginnen wir, die Muskeln des rechten Beines anzuspannen, bis es fast unerträglich wird. Dann entlassen wir das Bein wieder in die Entspannung und widmen uns in entsprechender Weise dem rechten Arm von den Fingerspitzen bis zur Schulter und entlassen auch den Arm, wenn es kaum noch zu ertragen ist, in die Entspannung. Wir werden erleben, wie das Blut wieder in Gang kommt, sich wohlige Wärme ausbreitet und die ganze rechte Körperhälfte nun ungleich entspannter ist. Anschließend kommen auch die linken Extremitäten dran, dann der ganze Rumpf, Gesicht und Kopf in einer gemeinsamen An- und Entspannung und zum Schluss noch das Becken.

Bei Schnarchern für einen sanften Atem sorgen

Alle möglichen Hausmittel von Nasenpflastern, die die Nase weiter öffnen sollen, bis zu Nasenklemmen, die sie ganz verschließen, bieten keine rechte Abhilfe bei Schnarchen. Die schnellste und sinnvollste Selbsthilfe-Maßnahme käme vom Bettpartner. Falls er oder sie den Schnarcher wütend aufweckt, ist das Übel zwar kurzfristig beseitigt, aber es ist nur eine Zeitfrage, bis wieder dieselbe Schlaftiefe erreicht und weitergesägt wird. Es wäre viel klüger für beide Seiten, wenn der Partner auf sanfte Weise dafür sorgen würde – etwa durch Streicheln und kleine Lageveränderungen des Kopfes –, dass der Störenfried in tiefere Schlafebenen eintaucht und die Rückenlage vermeidet. Dann kehrt für längere Zeit wieder Ruhe ein.

Generell gilt: In der Löffelchenstellung wird viel weniger ge-schnarcht, aber dazu müsste man sich natürlich richtig mögen. Wenn das nicht (mehr) gegeben ist, dann kann das eigene Schlafzimmer wenigstens fünfzig Prozent der Probleme so-fort beseitigen.

Natürlich ließe sich das Problem Schnarchen und Schlafapnoe auch – wie schon beschrieben – direkter angehen. Wir würden dann gleich nach den seelischen Ursachen forschen oder uns doch wenigstens den Zwischenebenen widmen wie Gewichts-abnahme, Steigerung der körperlichen Fitness oder Korrektur der Schlafposition. Die tiefergehende Therapie müsste darin bestehen, sich gezielt mit jenem gemiedenen weiblichen Be-reich der Nacht und all seinen Gefahren, aber auch Schätzen einzulassen. Neben geführten Meditationen, die diese Seelen-Bilder-Welten erschließen, kämen gezielte Atemtherapien und hier vor allem der Verbundene Atem in Frage, die nicht nur das Atemmuster verbessern, sondern auch einen gesünderen Zu-gang zum eigenen Rhythmus vermitteln.

Naturmedizinische Schlafmittel

Durch Selbstbeobachtung haben Menschen schon früh herausgefunden, welche Nahrung, welches Kraut und welches Verhalten ihren Schlaf fördern oder aber stören. Natürliche Schlafmittel sind deshalb zu allen Zeiten bekannt gewesen.

- Bier kann durch den enthaltenen Hopfen einschläfernd wirken. Humulus, der Hopfen, ist natürlich auch in anderer
  Darreichungsform zur Schlafanbahnung geeignet. Ähnliches
  gilt für Melisse, Lavendel, Passionsblume oder Baldrian. Solche Mittel haben eine milde, überschaubare Wirkung und
  sind – falls nicht in allzu großen Mengen verwendet – am
  ehesten zu empfehlen. Lavendel wird in Form von Tees, aber
  auch als Badezusatz und als Aromaöl in Duftlampen mit Erfolg angewandt. Bei der Anwendung von Baldrian ist etwas
  Geduld notwendig, aber er hat den Vorteil, auch gestörte
  Schlafrhythmen positiv zu beeinflussen. Eine bei uns noch
  eher als Geheimtipp gehandelte Pflanze ist der Kalifornische
  Goldmohn, der ebenfalls auf natürlichem Weg für die notwendige Bettschwere sorgen kann.
- Ein Glas warme Milch mit Honig ist ein bewährtes Schlafmittel aus der Volksmedizin, allerdings ist dabei unbedingt
  auf Kuhmilch wegen ihrer – in *Peace Food* beschriebenen –
  katastrophalen gesundheitlichen Nachteile zu verzichten.
  Mein persönliches Ideal ist Mandelmilch mit Xylit, der Süße
  aus der Birke, aber es kommen auch Hafer- und Hanf-, Reis-
  und Sojamilch in Frage und zum Süßen auch noch Stevia.

Bei diesem Schlummertrunk tritt die beruhigende Wirkung wohl vor allem durch eine Regression in kindliche Zeiten ein, als die Welt noch in Ordnung war und süße Milch einem reichlich zufloss.

- Während der »Milch«-Schlummertrunk zu empfehlen ist, sollte man darauf verzichten, kurz vor dem Schlafengehen ausgiebig zu essen. Durch die Mahlzeit wird zwar das Blut in den Verdauungstrakt geschickt und der Kopf dadurch entlastet, was zum Einschlafen führt. Aber die Schlafqualität ist wegen des gefüllten und beanspruchten Verdauungstraktes spürbar herabgesetzt. Außerdem behindert spätes Essen die Ausschüttung ausreichender Mengen an Wachstumshormon (HGH), das sich im Schlaf sehr günstig und auch morgens positiv auf die Stimmung auswirkt.

- Eine besonders angenehme Form der Schlafförderung aus »Gottes Apotheke« ist das Kräuterkissen. Als Füllung kommen die bereits erwähnten Heilpflanzen in Frage, besonders Hopfen und Lavendel. Wenn man von beiden Kräutern je 200 g zu gleichen Teilen mischt, erhält man eine recht intensiv duftende Einschlafhilfe. Außerdem hat sich das reine Hopfenkissen bewährt. Neuerdings wird auch von wissenschaftlicher Seite anerkannt, dass es sich dabei durchaus um pharmakologisch relevante Wirkungen handelt. Solche kleinen Einschlafhilfen sind inzwischen wieder in vielen Bettengeschäften und Reformhäusern erhältlich.

- Ein Glas Wasser mit einigen Tropfen *Rescue Remedy* aus dem Schatz der Bachblüten ist ebenfalls eine oft hilfreiche Maßnahme der Naturmedizin. Das feinstoffliche Mittel wirkt harmonisierend auf die Seele und besänftigt Ängste und innere Unruhe. Ältere Männer mit Prostataproblemen sollten die Wassermenge allerdings begrenzen; Ähnliches gilt auch bei Problemen im Sinne von Altersherz.

- Manchen kann die Einnahme von Magnesium, dem »Salz der inneren Ruhe«, helfen. Allerdings empfehle ich hier, erst einmal konkret feststellen zu lassen, ob tatsächlich ein Defizit vorliegt.
- Der Vitamin-B-Komplex wäre – bei maßvoller Einnahme – für manche Schläfer noch hilfreich, ihre Nerven zu beruhigen und zu mehr und intensiveren Träumen zu gelangen. Veganer sind sowieso gehalten, B12 zu sich zu nehmen – in Form von Methylcobalamin (mehr über: www.heilkundezentrum.at) –, und könnten dann B6 und alle weiteren B-Vitamine ergänzen.

Hände weg von chemischen Schlafmitteln

Anders als die Schlafmittel aus der Naturmedizin sind chemische Mittel ihrer Unnatur entsprechend gar nicht zu empfehlen. Ihre Nebenwirkungen betreffen nämlich nicht nur den Schlaf.

Meist beziehen sich die Nebenwirkungen chemischer Mittel vorrangig auf die Störung genau jenes Schlafes, den sie herbeizwingen sollen. Viele Schlafmittel behindern die REM-Phasen, die Zeiten mit der höchsten Traumaktivität, indem sie die Träume unterdrücken. Damit verhindern sie sozusagen aus sich selbst heraus ihr Absetzen. Denn dieses ist dann oft mit einem schlagartigen Nachholen der wichtigsten angestauten Trauminhalte verbunden.

Da wir davon ausgehen müssen, dass Albträume eine Art nächtlicher Schattentherapie darstellen, gehören sie zu den wichtigsten Träumen. Wenn sich aber Albträume nach dem Absetzen solch eines Mittels gehäuft einstellen, werden viele Schlafgestörte es voller Schreck gleich wieder einnehmen. Sie glauben, dass das Schlafmittel die beängstigenden Träume verhindert, während es sie in Wahrheit nur aufstaut und damit extrem gefährliche Situationen heraufbeschwört. Der Stau von Schatteninhalten kann tatsächlich zu dessen Durchbruch in Form von Bilderstürmen bis zu Psychosen führen.

Alkohol taugt nicht als Schlafmittel

Alkohol stört die Schlafarchitektur. Im Übermaß genossen bewirkt Alkohol außerdem ein zu frühes Erwachen. Schuld daran ist erstens der Blasendruck, denn Alkohol wirkt harntreibend. Zweitens weckt einen der Durst, weil der Körper sich ausgetrocknet fühlt und das auch ist. Der Volksmund spricht vom »Brand«, der gelöscht werden will.

Die einzige Ausnahme kann bei jungen Menschen, deren Prostata keine Probleme hat oder nicht vorhanden ist, eine Flasche Bier sein - aufgrund der beruhigenden Wirkung des Hopfens.

Fasten

Eine Methode wie das Fasten, das der Seele häufig Flügel verleiht, weil es sie ein wenig vom Körper löst, kann den Schlaf fördern – und auch das Verhältnis zum Tod bessern. Nicht nur sprichwörtlich ist bekannt, wie sehr Essen und Trinken, also die materielle Versorgung des Leibes, diesen an die Seele bindet. Wenn Essen und Trinken Leib und Seele zusammenhält, kann Fasten natürlich deren Lösung voneinander fördern. Insofern ist es nicht verwunderlich, wenn wir fastend erleben, dass sich der Schlaf verändert und über einige Zwischenstadien zu einem natürlichen Rhythmus zurückfindet.

Gut aufwachen

Gute Weckzeiten sind – entsprechend den verschiedenen Tiefschlaf- und REM-Phasen – nach 5,5 Stunden, nach 7 und nach 8,5 Stunden Schlaf. Besonders bei wenig Zeit zum Schlafen ist dies wichtig zu beachten, denn nach 5,5 Stunden fühlt man sich ausgeschlafener als nach 6,5. Wer dies berücksichtigt und darauf verzichtet, aus rein quantitativen Gesichtspunkten seine inneren Rhythmen zu missachten, wird erleben, dass auch in diesem Zusammenhang weniger mehr sein kann.

Hierin liegt zudem eine Erklärung für die Tatsache, dass ein längerer Mittagsschlaf oft weniger erfrischend ist als ein maximal halbstündiges Nickerchen. Wer sich dabei vom Wecker zurückholen lässt, sollte den richtigen Zeitpunkt bedenken und sich nicht aus der schon begonnenen Tiefschlafphase reißen lassen. Das Respektieren dieser Rhythmik ist über den Schlaf hinaus von Bedeutung. Wer sie achtet, schläft nicht nur besser, sondern macht sich auch das Leben insgesamt leichter. Allerdings hat selbst längerer Mittagsschlaf seine – wissenschaftlich bestätigten – Vorteile, dann muss aber für ausreichend Serotonin gesorgt sein (mehr Informationen dazu in *Von Mittagsschlaf bis Powernapping*).

Nach dem morgendlichen Erwachen steht man am besten gleich auf und wird aktiv, statt sich noch lange in den Kissen herumzudrücken. Wie der Start, so das Rennen – wie wir den Tag beginnen, so wird er weitergehen und enden. Dafür steht das dritte der Schicksalsgesetze, das des Anfangs; in *Die Schicksalsgesetze: Spielregeln fürs Leben* ist es ausführlich erläutert.

Das Schlafdefizit abbauen

Es ist wichtig, ein Schlafdefizit auszugleichen, denn es hat gefährliche Auswirkungen. William Dement, einer der Päpste der modernen Schlafforschung, geht davon aus, dass Menschen mit großem Schlafdefizit im Alter verstärkt zu Fettleibigkeit, Diabetes und Hirnschäden neigen. Er erklärt es damit, dass ein Gehirn, das nachts nicht genug Ruhe bekommt, sich diese tagsüber nimmt und so für andere wesentliche Dinge ausfällt. Thomas Roth von der schlafmedizinischen Abteilung des Henry Ford Hospitals macht diesen Sachverhalt anschaulich, wenn er erklärt, dass ein Schlafdefizit von zehn Stunden einer Alkoholisierung von 0,5 bis 1,0 Promille entspricht.

Nun ist es möglich, das Schlafdefizit der vergangenen Nacht in der Regel über Büroschlaf und die entsprechenden Nickerchen nachzuholen. Lange Wachzeiten können damit jedoch nicht ausgeglichen werden. Wer einmal zwei Nächte lang kaum am Stück geschlafen hat – zum Beispiel wegen einer ungünstigen Diensteinteilung –, wird zwar weiterhin funktionieren, aber seine Reaktionszeit und seine Leistungsfähigkeit gehen deutlich messbar zurück. Selbst wenn der Betroffene diese Einschränkungen selbst kaum bemerkt, sondern sogar eher zu leichter Euphorie tendiert, wie es viele von durchgemachten Nächten kennen, kommt dieser Zustand in der objektiven Bewertung schlecht weg.

Wenn nach einer langen Wachzeit von bis zu fünfzig Stunden wieder Schlaf möglich ist, wird man in der Regel zwar etwas länger als sonst, aber sicher nicht die eigentlich notwendigen zwanzig Stunden schlafen. Durch den normalen Schlaf können wir das entstandene Regenerationsdefizit also gar nicht beeinflussen. Mit der Zeit scheint es auf noch tiefere Bewusstseins- beziehungsweise Unbewusstseinsebenen abzusinken. Die Erfahrung zeigt, dass hier lediglich über Trance neuerlich ein Zugang gefunden werden kann, der zu einer Auflösung des Defizits führt.

Wie Sie ein Schlafdefizit wirklich abbauen

An einem freien Tag nehmen Sie sich eine CD mit einer geführten Meditation, die sinnvollerweise Bezug zu einem Problem hat, das Sie belastet, oder ein Thema anvisiert, das im Augenblick für Sie von Bedeutung ist. Sie legen sich zum Hören der CD hin und gleiten so angeleitet in die Entspannung und Trance. Dabei werden Sie nach kurzer Zeit, wahrscheinlich noch während der Tranceeinleitung, einschlafen, was in diesem Fall günstig und beabsichtigt ist. Sobald Sie wieder aufwachen, drücken Sie neuerlich auf die Starttaste des Abspielgeräts und beginnen die Reise von vorn. Schon bald, aber wahrscheinlich etwas später als beim ersten Hördurchlauf, werden Sie wieder einschlafen und erst nach Ende des gewählten Programms aufwachen. Dann wiederholen Sie diesen Wechsel von Trance, Einschlafen, Aufwachen und (Gerät-)Einschalten so lange, bis Sie einmal die ganze Reise absolvieren konnten, ohne einzuschlafen. Aller Wahrscheinlichkeit nach ist das Schlafdefizit dann verschwunden – oder besser (her-)ausgeschlafen. Das kann zuweilen einen ganzen Tag in Anspruch nehmen, aber der Einsatz lohnt sich. Wenn Sie sich zum Schluss so frisch und offen fühlen wie seit langem nicht mehr, werden Sie erst wahrnehmen, wie belastend das Schlafdefizit war. Trance sorgt auf ihre Weise dafür, dass Sie schlafend jene Ebenen erreichen, wo das Regenerationsdefizit besteht.

Und natürlich liegt in diesem Defizit wie in jedem Symptom wieder eine Chance zu Wachstum, die Sie nutzen können. Als angenehmer Nebeneffekt wird Ihnen bei dieser Gelegenheit das gewählte Thema durch die häufige Wiederholung wirklich unter die Haut gehen und so in der Tiefe des Bewusstseins- raumes weiterwirken und für Lösungen sorgen.

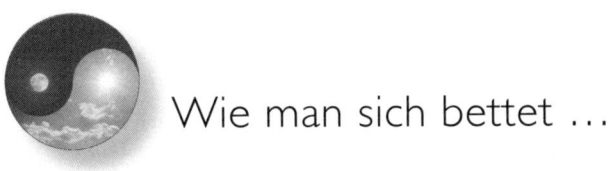

Wie man sich bettet …

Da wir ein Drittel unseres Lebens schlafend verbringen, sollten wir in die Gestaltung des Schlafgemachs großzügig investieren und bei Bettgestell, Matratze und Zudecke sorgfältig auswählen. Eigentlich kann der Raum der Ruhe und Stille nicht genug Aufmerksamkeit bekommen. Zum Glück ist im Schlafzimmer außer einem wirklich guten Bett wenig anderes notwendig. Dies gilt umso mehr, wenn man sich seiner tieferen Bedeutungsschichten erinnert: Das Bett ist wie der Mutterleib der ideale Ort der Regression. Der Mutterleib diente zu Beginn des Lebens vor allem dem entspannten Wachsen, während das Bett zum wichtigsten Regenerations- und Reparaturplatz des Lebens wird, aber weiterhin auch für alles Wachstum verantwortlich ist, wie eingangs gezeigt. Wo Aspekte wie Jungbrunnen, Reparaturwerkstätte und Ort des seelischen und körperlichen Wachstums zusammenkommen, müssten wir viel mehr Achtsamkeit und Wohlwollen investieren, als es bisher geschieht.

Die Ausrichtung des Bettes

Von Bedeutung ist die Ausrichtung des Bettes, denn es besteht ein Zusammenhang zwischen Schlafqualität und Schlafrichtung. Ähnlich wie die Erde ist auch der Mensch von einem elektromagnetischen Feld umgeben. Empfehlenswert ist, mit dem Kopf Richtung Norden und den Füßen Richtung Süden zu schlafen und damit das eigene Feld mit dem der Erde in Übereinstimmung und Einklang zu bringen. Als Folge wird man rascher einschlafen und längere Traumphasen haben. Außerdem verlängert sich die erste Tiefschlafphase, und man erwacht erholter.

Erdstrahlen

Das bereits für Lärm Gesagte gilt für Erdstrahlen in noch stärkerem Ausmaß. Sehr häufig finden wir zum Beispiel bei Krebspatienten einen diesbezüglich gestörten Schlafplatz. Nun soll hier keinesfalls der naive Glauben weiterverbreitet werden, Erdstrahlen und andere Störfelder würden Tumore verursachen. Es ist viel eher so, dass bestimmte Menschen dazu neigen, sich bevorzugt an gestörten Plätzen niederzulassen, wo sie dann die Chance haben, ihr Thema in Krankheitsform zu bearbeiten. Insofern wäre es aber natürlich gut, schon im Vorfeld darauf zu achten, wozu ich neige und wo und wie ich mich bette.

Sensitive Menschen können entsprechende Wohnungsdiagnosen stellen und beratend Hinweise für den günstigsten Bettplatz geben. Ein Bett umzustellen oder von Anfang an richtig zu platzieren ist noch immer der einfachste Weg und komplizierten Abschirmvorrichtungen natürlich vorzuziehen. Aber auch Abschirmung ist möglich, und für uns haben sich in TamanGa die Geonado-Wellen (Informationen über www.

heilkundezentrum.at) diesbezüglich bestens bewährt. Sie bringen darüber hinaus viele wissenschaftlich belegte Vorteile für
Raumqualität und Wohlbefinden mit sich. In dem Buch *Störfelder und Kraftplätze* (siehe Anhang S. 136) habe ich dieses
Thema ausführlich dargestellt.

Elektrosmog

Bei starkem Elektrosmog ist es möglich, das Problem durch
Netzfreischalter technisch zu lösen. Bei Neubauten wäre daran zu denken, überhaupt auf 24 Volt Gleichstrom aus der
eigenen Solaranlage zu wechseln, wodurch sich störende Felder gar nicht erst aufbauen können. Elektrosmog ist an einigen
Schlafstörungen schon deshalb mitbeteiligt, weil er neueren
Forschungen zufolge die Melatoninproduktion im Organismus
hemmt.

Radiowecker und Babyphon verursachen meist viel Elektrosmog. Direkt neben dem Kopf postiert sind sie geradezu die Ka-
rikatur einer gesunden Schlafsituation.

Ein besonderes Problem ist das Telefon, und insbesondere
das Handy oder Smartphone, auf dem Nachttisch. In den
meisten Fällen zeugt es lediglich von einer Überschätzung der
eigenen Wichtigkeit. Selbst wo es zwingend notwendig ist, zum
Beispiel bei Ärzten im Bereitschaftsdienst, geht von ihm eine
im psychischen Sinne bedrohliche Atmosphäre aus. Seine Art
zu wecken ist in der Regel brutal und könnte durch die Wahl
eines melodischen Klingeltons, der möglichst leise eingestellt

ist, entschärft werden. Als Masochist kann bezeichnet werden, wer das Mobiltelefon aus Nächsten- beziehungsweise Partnerliebe am Körper trägt – in der Vibrationsfunktion.

Mobilfunkstrahlungen sind wir heute weitestgehend hilflos ausgeliefert – jedenfalls im Hinblick auf die Sendemasten. Dass sie negative Einflüsse auf unsere Gesundheit und den Schlaf haben, ist inzwischen sicher. In *Seeleninfarkt* findet sich ein eigenes Kapitel dazu.

Bei sehr empfindlichen Menschen ist zu erwägen, ob sie im Schlaf nicht lieber auf Quarzuhren, deren innerer Quarzkristall mit hoher Frequenz schwingt, verzichten sollten. Zwar ist unklar, ob diese elektromagnetischen Felder wirklich störend sind, aber der Aufwand, die Armbanduhr in der Nacht abzulegen, ist gering, und sicher ist sicher.

Chemische Schadstoffe

Chemiewolken haben ebenfalls nichts im Schlafzimmer verloren. Hier ist zu empfehlen, konsequent auf ökologisch verträgliches Material, am besten natürlich schon beim Bau, in jedem Fall aber bei der Einrichtung zu achten. Reine Schafschurwolle soll zum Beispiel giftige Ausdünstungen im Schlafzimmer um bis zu achtzig Prozent neutralisieren.

Erst wenn man einmal ideale Schlafumgebung erlebt, kann man einschätzen, woran wir uns schon gewöhnt haben. Die Klausen in unserem Zentrum TamanGa haben wir aus sehr gutem Lärchenholz gebaut und die Wände mit bestem Lehm

verputzt. Die Häuser sind gänzlich ohne Metall und Leim gebaut und stehen auf störungsfreien Plätzen, die bereits erwähnten Geonado-Wellen hängen in jedem Giebel, und der Strom
wurde achtsam und sparsam verlegt, das Eichenparkett des Fuß-
bodens ist durch spezielle Schwingungs-Chips mit der Energie von Kraftplätzen versehen. Solch ein idealer und selbst-
verständlich ganz ruhiger Schlafplatz kann einem eine Idee
vermitteln, was erreichbar ist. Sich dem Ideal anzunähern ist
schon ein guter erster Schritt.

Genügend Wärme

Je mehr frische Luft im Schlafraum ist, desto besser fühlt man
sich – sofern man noch genügend Eigenwärme produzieren
kann und nicht krank oder geschwächt ist. Zug ist dagegen vielen Menschen unangenehm und generell zu vermeiden.

Die Temperatur darf beim Schlafen ruhig niedrig sein und
sollte etwa 18 Grad betragen, sofern die Bettatmosphäre tro-
cken und warm bleibt. Zu bedenken ist aber, dass der Organismus im Schlaf und während der Nacht ein größeres Wärme-
bedürfnis hat. Die meisten Menschen frieren nachts leichter
als am Tag, was auch mit psychologischen Themen im Hinblick
auf die unbewusst als bedrohlich empfundene Dunkelheit zu
tun haben mag.

Auch hier gilt es, die eigene Temperatur zu finden. Ein kaltes
Schlafzimmer ist durchaus kein Muss, und niemand sollte für
eine angebliche Gesundheit frieren. Kälteempfindungen füh-

ren leicht zu Verspannungen, die wiederum den Schlaf stören. Zu hohe Temperaturen fördern andererseits das Schwitzen, das zum Abstreifen der Zudecke und so sekundär auch wieder zum Frieren führt. Paare mit verschiedenem Temperaturempfinden können sich gut durch die Wahl unterschiedlicher Materialien bei den Bettdecken helfen.

Allerdings ist die Raumtemperatur nur die eine Seite. Feuchtkalte Wände, etwa schlecht isolierte Außenwände, haben über ihre deutlich spürbare Kälteabstrahlung einen die Schlafqualität drastisch mindernden Einfluss und können eine äußerst unangenehme Atmosphäre verbreiten. Sie sind daher als Bettplatz zu meiden. Am besten eignet sich die wärmste Innenwand für das Kopfende, bei einem Mindestabstand von einem Meter vom Fenster zur Vermeidung störender Zugluft. Allerdings kann hier der Wunsch hinzukommen, den Kopf nach Norden zu »orientieren«, und schon ist wieder ein Kompromiss gefragt.

Gute Belüftung

Günstig ist ein Raumklima mit einer Luftfeuchtigkeit von etwa fünfzig Prozent. Zu geringe Luftfeuchtigkeit lässt sich mit entsprechenden Geräten abwenden, wobei hier sowohl die Gefahr des Elektrosmogs als auch eine etwaige Lärmbelästigung zu bedenken ist, um nicht vom Regen in die Traufe zu kommen.

Dasselbe gilt für viele gut gemeinte Maßnahmen nach der Feng-Shui-Lehre. Wenn das Pumpengeräusch das Wasserplätschern übertönt, ist die an sich gute Idee eines Zimmerbrunnens gleich mit zwei Störquellen verbunden: Lärm und Elektrosmog. Außerdem kann Wasserplätschern die Blase anregen und auch von dieser Seite mehr schaden als nutzen.

Die Belüftung des Schlafzimmers kann gut auch während des Tages geschehen. In der Nacht muss das Fenster dann nicht unbedingt geöffnet sein, vor allem wenn äußere Lärmquellen stören.

Pflanzen und Tiere

Während manche behaupten, Pflanzen und Tiere hätten im Schlafraum nichts zu suchen, fühlen sich andere in ihrer Gegenwart erst wohl und entspannt. Beide können für ihren Standpunkt gute Gründe vorbringen. Es gilt also abzuwägen.

Bei den Pflanzen ist der Kompromiss einfach. Sie sind nachts ruhig, und falls durch ein offenes Fenster für genug Frischluft gesorgt ist, erübrigt sich die Diskussion. Tiere dagegen stören häufig durch ihre Bewegungen wie zwischen den Eltern oft mehr tobende als schlafende Kleinkinder.

Haustiere haben eigentlich nichts im Schlafraum zu suchen, und wenn es dennoch der Fall ist, erkennt man recht eindeutig ihren Ersatzcharakter. Ersatz kann besser sein als keiner, aber menschliche Partner sind doch förderlicher, weil sie die eigene Entwicklung mehr fordern.

Feng-Shui

Auch subtile Methoden wie das chinesische Feng-Shui lassen sich einsetzen, um lebensfördernde Felder zu schaffen. Allerdings würde ich immer dazu raten, bei so fremden Systemen zuerst einmal den Sinn dahinter zu ergründen. Es wäre auch an der Zeit, sich auf die eigenen Wurzeln zu besinnen und eine Verbindung zwischen Ost und West zu schaffen.

Wer sein Schlafzimmer im Hinblick auf seine eigenen Bedürfnisse gestaltet – im Einklang mit seinem Wesen und mit Offenheit für die Seelen-Bilder-Welten, die er von diesem Raum aus bereisen will –, kann kaum fehlgehen. Manch einer wird Weite und Offenheit brauchen, um weite Reisen in sich anzuregen. Ein anderer wird dagegen eine Höhle bevorzugen, um sich geborgen und sicher zu fühlen. Die konkrete Raumgestaltung hängt von der eigenen Bewusstheit und Wahrnehmung ab.

Das richtige Bettmodell finden

Bei der Wahl des Bettes gibt es neben individuellen Erwägungen einige grundsätzliche Dinge zu beachten. Und wichtig ist, sich klarzumachen, dass sich in Betten Unsummen versenken lassen, wobei deren wichtigster Teil immer die Matratzen sind.

Wichtig wäre als Erstes, sein Nachtlager nicht direkt auf dem Boden aufzuschlagen. In der Entwicklung vom Boden auf eine gewisse Höhe eines anatomisch gestalteten Bettes liegen große Chancen. Die Forderungen der Fachleute, als da wären vor allem Orthopäden und einige wenige Schlafforscher, laufen außerdem übereinstimmend darauf hinaus, dass unsere Wirbelsäule im Liegen dieselbe Haltung bewahren sollte wie im Stehen. Daran müssen sich vom gesundheitlichen Aspekt die verschiedensten Bettsysteme messen lassen.

Im besten Fall führt die Unterlage zu einem nächtlichen Trainingseffekt im Sinne der Mobilisation mit einer milden Streckung der Wirbelsäule in ihrer Längsachse. In dieser Hinsicht sowie in puncto Funktionalität und Liegekomfort ist der Lattenrost ein großer Fortschritt. Er ermöglicht der Wirbelsäule, sich auch im Liegen in ihrer angestammten Form zu halten, sofern er mit einer guten, das heißt möglichst punktelastischen Matratze kombiniert wird. Punktelastizität bedeutet, dass eine Schlafunterlage nur genau am Punkt der Belastung nachgibt und nicht auf breiter Fläche oder gar im Ganzen. Sie sollte auch nicht nachschwingen.

Empfehlenswerte Modelle nehmen den Auflagedruck des Körpers auf und verteilen ihn. Sie geben aber nicht einfach nur passiv nach, sondern leisten auch einen gewissen Gegendruck, sodass sich der Körper gestützt und gehalten fühlt. Besonders im Lendenbereich wird dies bei längerem Liegen wichtig. Etwas so Lebendiges wie die Wirbelsäule braucht gleichsam lebendige Bettsysteme, die die Fähigkeit haben, mit dem Gewicht des Körpers geradezu spielerisch fertigzuwerden, und die nicht nur die Wirkung nach unten weitergeben, sondern von sich aus auch nach oben unterstützen.

Im Laufe der Zeit hat sich der alte einfache Lattenrost erheblich gewandelt und ist immer wieder verbessert worden. Heute gehen viele davon aus, dass ein guter Unterbau, wie in diesem Fall der Lattenrost, wichtiger ist als die Matratze selbst und lediglich dünne Auflagen erfordert, die seine Funktionen nur wenig gedämpft weitergeben. Andererseits kann eine ideale Matratze wie etwa die nach Dr. Lanz (Firma Sembella, Adresse siehe Anhang) auch aus jedem Bett ein Paradies machen.

Bettbreite und Betthöhe

Die richtige Bettgröße ist weitgehend Geschmackssache, aber gewisse Mindestmaße sollten nicht unterschritten werden: An Kopf- und Fußende sorgen im Idealfall mindestens 10 cm für genügend Kopf- und Beinfreiheit. Bei der Breite sind die Bettenhersteller in der Regel sehr großzügig und empfehlen zum Teil für das Einzelbett mindestens 140 cm. Dies gilt aber vielen Schläfern schon als bequemes französisches Bett. Die Empfehlung für ein Doppelbett von 180 cm Breite zielt schon auf ein Modell, wo man wirklich seine Ruhe vor dem anderen hat nach dem Motto: »Ein wenig getrennt schläft es sich gemeinsam doppelt so gut.«

Die Erfahrung zeigt, dass es sich im Doppelbett auf zwei getrennten Rahmen und Matratzen, die durch ihre Nähe dennoch ein gemeinsames Bett bilden, dauerhaft am besten schläft.

Zur idealen Betthöhe gibt es ebenfalls bei aller Individualität erprobte Erfahrungswerte. Bezüglich Lüftung und Bequemlichkeit haben sich Höhen zwischen 40 und 60 cm am besten bewährt.

Matratzen müssen gepflegt werden

Keine Matratze lebt ewig, und so schlafen viele auf toten oder scheintoten Matratzen. Mit der Zeit sinken alle und besonders die natürlichen Gewebe in sich zusammen. Selbst hochwertige Matratzen sind nach etwa zehn Jahren auszuwechseln, weil sie in der Regel ihre Stützfunktion dann weitgehend verloren haben.

Durch eine permanente gleichförmige Belastung wird eine Matratze einseitig abgenutzt, deshalb sollte sie ab und zu umgedreht werden. Ein Futon ist täglich aufzurollen und aus diesem Grund entweder sehr arbeitsintensiv oder schädlich.

Matratzenbezüge müssen zur Reinigung abnehmbar sein. Im Idealfall haben sie Griffe, um die Matratze leichter wenden zu können. Das Material ist Geschmackssache. Aber wenn wir uns überlegen, wie viel Kontakt wir mit dieser Art von Unterwäsche haben, ist es naheliegend, nicht ausgerechnet an dieser Stelle zu sparen. Edle Materialien wären in die engere Wahl zu ziehen. Dabei erweist sich eine Mischung aus Seide und Wolle als angenehm für die Haut; sie leitet Schweiß sehr gut ab und ist sehr strapazierfähig. Wer leicht friert oder zu starkem Schwitzen neigt, ist mit reiner Schurwolle allerdings besser beraten, weil sie noch saugfähiger ist als Baumwolle oder Seide und die Temperatur besser ausgleichen kann.

Moderne Matratzen mit Modulsystemen sind auf verschiedene Körperregionen unterschiedlich einstellbar und im Schulterbereich von anderer Steifheit als im Lendenbereich. Sie müssen sorgfältig ausgesucht und belegt werden, da sich sonst ihr sinnvoller Effekt ins Gegenteil umkehren kann.

Für eine gute Nachtruhe sollten Sie Folgendes vermeiden:

- *Matratzen als Erbstücke*: Bettgestelle und schlimmstenfalls auch noch die Matratzen als Erbstücke zu betrachten gehört zu den Todsünden des Schlafens. Man lässt die Wirbelsäule notgedrungen auf bereits von den Vorfahren ausgeleierten Rahmen und durchgelegenen Matratzen hängen und leiden.
- *Alte Löcher*: Wer auf einer alten, ausgeleierten, gar geerbten oder secondhand erworbenen Matratze in einem Loch liegt, sollte in jedem Fall dafür sorgen, dass er dort herauskommt.
- *Zu weiche Betten*: Gleiches gilt für zu bequeme, das heißt zu weiche Unterlagen sowie für falsch verwendete Hängematten. Wer die Hängematte in ihrer Längsachse nutzt, hängt darin durch wie in einem Sack und wird auch im übertragenen Sinne mehr Durchhänger haben, als ihm lieb sein kann. Menschen, die täglich Hängematten benutzen, legen sich quer und haben dann eine relativ gute Chance, ihren Rücken in Ordnung zu halten.
- *Zu harte Betten*: Auf starren, extrem harten Unterlagen wird sich die Wirbelsäule notgedrungen verbiegen, und sie kann sich dann nicht sinnvoll regenerieren. In diesem Fall muss sich der Körper dem Bett anpassen, dabei sollte für einen gesunden Schlaf das Bett dem Körper dienen.
- *Schieflage*: Bei verstellbaren Betten liegt die Gefahr darin, zu viel des Guten zu tun. Für einen Asthmatiker oder Schnarcher mag es zwar angenehm sein, das Kopfteil etwas zu erhöhen, und für Menschen mit gestauten Venen und belastetem oder geschwächtem Kreislauf kann es Wunder wirken,

das Fußende leicht zu heben (siehe auch die Hinweise zum Fußkeil auf Seite 103). Falls die Fersen aber höher liegen als der Kopf, schlägt die Wirkung ins Gegenteil um, was sich in Kopfschmerzen und Stauungssymptomen äußern kann.

Bettdecken

Die bisher beschriebenen Gesichtspunkte zu Verarbeitung und Material von Bettgestell und Matratze gelten natürlich auch für die Wahl der Decken und Kissen. Einerseits wollen wir Wärme und Geborgenheit im Sinne der möglichst naturgetreuen Nachbildung des Mutterleibes. Andererseits soll die Nacht unbeschwert und der Schlaf erhebend sein, und wir wollen beschwingt und leicht erwachen. Regressionswunsch und Regenerationsbedürfnis müssen gleichermaßen befriedigt werden.

Von alters her haben Menschen sich mit Federkissen warme und zugleich leichte Zudecken geschaffen. Früher besaßen all diejenigen, die es sich leisten konnten, zwei Zudecken für die verschiedenen Jahreshälften. Die Feder- oder Daunenbetten der kalten Jahreszeit enthielten mehr Füllung als die leichteren und luftigeren der warmen Hälfte des Jahres. Ein Kompromiss war, die Sommerdaunendecke im Winter durch eine Wolldecke zu ergänzen.

Ähnlich wie die Futons morgens aufgerollt werden müssen, sollten Feder- und Daunenbetten täglich aufgeschüttelt werden. Früher wurden sie zum Lüften auch noch oft aus dem Fenster gehängt. Alle paar Jahre müssen sie gereinigt und überarbeitet werden, um ihre Qualität lange zu bewahren. Dass Bezüge häufiger zu reinigen sind, versteht sich von selbst.

Mit Schafwolle gefüllte Zudecken können – entsprechend ungesteppt verarbeitet – ebenfalls viel Luftigkeit vermitteln. Für Menschen, die zum Schwitzen neigen, hat Schafwolle den Vorteil unübertroffener Saugfähigkeit, ohne dabei Kältegefühle heraufzubeschwören. Gleichzeitig verhilft sie denen, die leicht frieren, schnell zu gleichbleibender Wärme. Doch einige reagieren allergisch darauf und sind dann in der Regel auf Baumwolle oder synthetische Stoffe angewiesen. Dies wäre zu deuten und zeigt, wie weit man sich eventuell schon von Mutter Natur entfernt hat.

Kopfkissen

Das Kissen sollte grundsätzlich die Funktion haben, die empfindliche, weil sehr bewegliche und im Vergleich zur Lendenwirbelsäule nicht annähernd von so vielen Muskeln flankierte Halswirbelsäule zu unterstützen und zu schützen, sodass die ganze Wirbelsäule auch im Schlaf ihre natürliche Doppel-S-Form beibehalten kann. Eine normale und sinnvolle Kopfkissengröße liegt bei 40 mal 80 cm.

Übertrieben dicke Kopfkissen sind häufig anzutreffen und entstammen letztlich wohl dem Wunsch, auch schlafend den Kopf oben zu behalten. Mit dem Schlaf gehen wir jedoch in die Regression, das heißt, wir ziehen uns in Zeiten zurück, in

denen der Kopf noch auf einer Ebene mit dem Rest war, wie
es in der Babywelt zu Beginn und in der Tierwelt allgemein der
Fall ist. Je höher wir unser Haupt, das sich immer mehr zur
Hauptsache emporgearbeitet hat, betten, desto deutlicher hin-
tertreiben wir die Regression und damit letztlich auch die Regeneration im Schlaf. Insofern kommt dem Kopfkissen bei vielen
Schläfern in erster Linie als Verhinderer Bedeutung zu.

Andererseits darf das Kissen auch nicht übertrieben flach
sein, denn es soll ja dem Kopf genügend Halt, eine gewisse Sicherheit und jedenfalls ausreichend Geborgenheit geben. All
das kann es weitgehend in einer Ebene mit dem Körper schaffen. Ein ideales Kopfkissen wird in jeder Körperlage den natürlichen Verlauf der Wirbelsäule dahingehend unterstützen,
dass es weder zu Verschiebungen oder gar Verrenkungen der
Halswirbelsäule noch zu Verspannungen im Bereich der Hals-
muskulatur kommt.

Für die Materialien, aus denen das ideale Kopfkissen besteht, gilt Ähnliches wie für die Zudecke – wobei trotz aller
Ansprüche an weiche, warme Gemütlichkeit darauf zu achten
ist, dass die Feuchtigkeit schnell abtransportiert werden kann
und dass weder die Atmung behindert noch der Kopf zu warm
wird. Ein Schwitzen am Hals, durch das häufig Verspannungen entstehen, sollte vermieden werden. Wird die Feuchtigkeit nicht schnell genug vom Kopfkissen aufgenommen, kühlt
die Haut durch Verdunstung ab. Mit ihr ziehen sich die dar-
unterliegenden Muskeln zusammen. Dies kann sich bei empfindlichen Schläfern schnell in schmerzhafter Nackensteifheit
äußern.

Bettwäsche

Vor allem für den Sommer könnte man als Bettzeug Seide oder Satin wählen, die beide ein angenehmes Gefühl von kühler Glätte vermitteln. Eine angenehme Hautempfindung bietet auch die Mischung aus Baumwolle und Seide und natürlich Baumwolle selbst. Manche schwören im Winter auf Bettwäsche aus Flanell, das andere wiederum auf der Haut juckt und nervös macht.

Baumwolle ist das überwiegend genutzte, bewährte Material für Bettwäsche jedenfalls in der kälteren Jahreszeit. Kunststoff ist eigentlich nicht geeignet, es sei denn, Allergien zwingen dazu. Sein Effekt auf der Haut ist ähnlich zu bewerten wie bei Kleidung aus Kunstfasern. Man denke nur an die rasch einsetzende Geruchsbelästigung und die statische Aufladung.

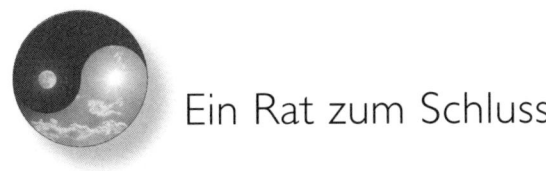

Ein Rat zum Schluss

Guter Schlaf ist das Ergebnis eines – nach Einschätzung der eigenen Seele – guten Lebens. Auch wenn wir in einer materialistischen Gesellschaft beim Schlaf vor allem an die richtigen Materialien denken wie Matratzen und Betten und bei Problemen an Medikamente, geht es doch in Wirklichkeit vor allem und ganz entschieden um die Seele. Nur wenn sie mit dem Tagesverlauf einverstanden war, kann sie danach zur Ruhe kommen und der Körper mit ihr. In der Praxis sind Sorgen und Ängste die entscheidenden Hindernisse, und die Nacht als des Tages dunkle Seite wird zum Spiegel für das tagsüber Erlebte. Insofern sind ein erfülltes Leben und der entsprechende Lebenssinn auch die alles entscheidenden Themen für eine gelungene Nacht.

Zu den bestimmenden Faktoren für eine geglückte Nacht gehört auch, sein Leben in den großen Zusammenhang der Schöpfung einzuordnen und darin Sinn zu finden, seine Spielregeln im Sinne der Schicksalsgesetze zu verstehen und sich danach zu richten.

Anhang

Veröffentlichungen von Ruediger Dahlke

Neuerscheinungen
Krankheit als Symbol. C. Bertelsmann, 22., völlig überarbeitete und erweiterte Auflage 2014 • *Krankheit als Chance.* GU, 2014 • *Die Liste vor der Kiste.* Allinti, 2014 • *Angstfrei leben.* Arkana, 2013 • *Schattenreise ins Licht.* Goldmann, 2014 • *Das Buch der Widerstände.* Arkana, 2013

Grundlagenwerke
Die Schicksalsgesetze. Arkana, 2009 • *Das Schatten-Prinzip.* Arkana, 2010 • *Das Licht- und Schatten-Tagebuch.* Arkana, 2013 • *Die Lebensprinzipien* (mit M. Dahlke). Arkana, 2011 • *Die Kraft der vier Elemente* (Bilder von B. Blum). Crotona, 2011

Krankheitsdeutung und Heilung
Krankheit als Sprache der Seele. Goldmann, 2008 • *Krankheit als Weg* (mit T. Dethlefsen). Goldmann, 2000 • *Frauen-Heil-Kunde* (mit M. Dahlke und V. Zahn). Goldmann, 2003 • *Aggression als Chance.* Goldmann, 2006 • *Krankheit als Sprache der Kinderseele* (mit V. Kaesemann). Goldmann, 2010 • *Herz(ens)probleme.* Goldmann, 2011 • *Seeleninfarkt.* Goldmann 2012 • *Das Raucherbuch.* Goldmann, 2011 • *Verdauungsprobleme* (mit R. Hößl). Knaur, 2001

Videobücher

(alle über: www.heilkundeinstitut.at)
Lehrprogramm auf 3 DVDs: I: Geistige Gesetze – Spielregeln für ein glückliches Leben • II: Krankheitsbilder • III: Integrale Medizin – Therapien aus ganzheitlicher Sicht
Weitere Videobooks: *Vegan • Fasten*

Weitere Deutungsbücher

Die Spuren der Seele (mit R. Fasel). GU, 2010 • *Der Körper als Spiegel der Seele.* Goldmann, 2009 • *Die Psychologie des Geldes.* Goldmann, 2011 • *Mythos Erotik.* Scorpio, 2013 • *Störfelder und Kraftplätze.* Crotona, 2013 • *Woran krankt die Welt?* (über: www.heilkundeinstitut.at)

Gesundheit und Ernährung

Peace Food. GU, 2011 • *Vegan für Einsteiger.* GU, 2014 • *Peace Food – Das vegane Kochbuch.* GU, 2013 • *Peace Food – Vegano-Italiano.* GU, 2014 • *Schmerzfrei durch richtige Ernährung.* Bucher, 2014 • *Das große Buch vom Fasten.* Goldmann, 2008 • *Mein Programm für mehr Gesundheit.* Südwest, 2009 • *Von Mittagsschlaf bis Powernapping.* Nymphenburger, 2011 • *Fasten: Das 7-Tage-Programm.* Südwest, 2011 • *Das kleine Buch vom Fasten.* 2011 (www.heilkundeinstitut.at) • *Sinnlich fasten* (mit D. Neumayr). Nymphenburger, 2010 • *Die Notfallapotheke für die Seele.* Goldmann, 2009 • *Meine besten Gesundheitstipps.* Heyne, 2008 • *Die wunderbare Heilkraft des Atmens* (mit A. Neumann). Heyne, 2009

Meditation und Mandalas

Mandalas der Welt. Goldmann, 2012 • *Reisen nach Innen*. Allegria, 2004 • *Meditationsführer: Wege nach innen* (mit Margit Dahlke). Schirner, 2005 • *Schwebend die Leichtigkeit des Seins erleben*. Schirner, 2012 • *Arbeitsbuch zur Mandala-Therapie*. Schirner, 2010 • *Mandala-Malblock* (www.heilkundeinstitut.at)

Krisenbewältigung

Lebenskrisen als Entwicklungschancen. Goldmann, 2002 • *Von der großen Verwandlung*. Crotona, 2011

Worte der Weisheit

Weisheitsworte der Seele. Crotona, 2012 • *Wage dein Leben jetzt!* (www.heilkundeinstitut.at) • *Worte der Dankbarkeit und des Vertrauens*. Schirner, 2011 • *Habakuck und Hibbelig*. Allegria, 2004

Heilmeditationen

(Downloads: Arkana-Audio, CDs: www.heilkundeinstitut.at)
Allergien • *Ärger und Wut* • *Bewusst fasten* • *Das Gesetz der Polarität* • *Das Gesetz der Anziehung* • *Das Bewusstseinsfeld* • *Den Tag beginnen* • *Depression* • *Der innere Arzt* • *Die Lebensprinzipien* • *Die 4 Elemente* • *Elemente-Rituale* • *Energie-Arbeit* • *Entgiften – Entschlacken – Loslassen* • *Frauenprobleme* • *Ganz entspannt* • *Hautprobleme* • *Heilungsrituale* • *Herzensprobleme* • *Kopfschmerzen* • *Krebs* • *Lebenskrisen als Entwicklungschance* • *Leberprobleme* • *Mandalas* • *Märchenland* • *Mein Idealgewicht* • *Naturmeditation* • *Niedriger Blutdruck* • *Partnerbeziehungen* • *Rauche* • *Rückenprobleme* • *Schattenarbeit* • *Schwangerschaft und Ge-*

burt • *Selbstliebe* • *Selbstheilung* • *Sucht und Suche* • *Tiefenent-spannung* • *Tinnitus und Gehörschäden* • *Traumreisen* • *Verdauungs-probleme* • *Visionen* • *Vom Stress zur Lebensfreude*

CDs *mit Download bei Integral: 7* Morgenmeditationen • *Die Leich-tigkeit des Schwebens* • *Die Heilkraft des Verzeihens* • *Erquickendes Abschalten mittags und abends* • *Schutzengel-Meditationen*

Hörbücher: *Von der großen Verwandlung (Lagato)* • *Krankheit als Weg* • *Die Spuren der Seele – was Hand und Fuß über uns verraten*

Vorträge von R. Dahlke auf CD zu Buchthemen und mehr: www.heilkundeinstitut.at

Filme mit Ruediger Dahlke: *Die Schicksalsgesetze* • *Unser Biogar-ten* • *Am Anfang war das Licht* • *Hesses erstes Paradies* • *Awake* (über: www.heilkundeinstitut.at)

Bezugsquellen
- Bücher von R. Dahlke, CDs, DVDs, Vegane Vitamine: B12, D, Omega-3, »TAKEme Glücksnahrung«, »TAKEme Plus«, Kokosöl: www.heilkundeinstitut.at
- Matratzen: Sembella, Schlaraffiastraße 1–10, 44867 Bochum, Tel. 0900-1-101318, Internet Deutschland: www.sembella.de/ Österreich: www.sembella.at
- Geonado-Welle: Geonado GmbH, Barmsteinstraße 6, A-5411 Oberalm, E-Mail: office@geonado.at, Internet: www.geonado.at

Adressen

Informationen zu Seminaren, Ausbildungen, Trainings, Vorträgen
Heil-Kunde-Institut Graz
Oberberg 92, A-8151 Hitzendorf
Tel. 00 43-316-7 19 88 85, Fax 00 43-316-7 19 88 86
Internet: www.dahlke.at; E-Mail: info@dahlke.at

Informationen zu Psychotherapien
Heil-Kunde-Zentrum Johanniskirchen
Schornbach 22, 84381 Johanniskirchen
Tel. 0 85 64-819, Fax 0 85 64-14 29
Internet: www.dahlke-heilkundezentrum.de;
E-Mail: hkz-dahlke@ t-online.de

Dahlke-Seminar-Zentrum
Taman Ga
Labitschberg 4, A-8462 Gamlitz
Internet: www.taman-ga.at

Informationen zur Arbeit von Ruediger Dahlke
www.dahlke.at
Internetportal: www.mymedworld.cc
Webshop: www.heilkundeinstitut.at

S. 77 : Tabe EMG · Glücksnahrung.

S. 76 Heilzentrum Johannishird

Adresse S. 139

S. 83 Buchempfehlung

Die Leichtigkeit des

Schwebens

S. 91 Med. übr. reiche CD - Auswal

www heilkunde-institut.de at

S. 95 Abendl. Rituale; Dank-

gebet, Tag Revue passieren lasse

(d. Verst. oder) Gott übergeben, Aug-

äpfel rollen .

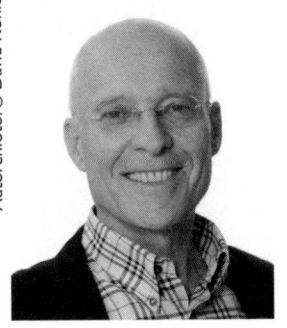

Dr. med. Ruediger Dahlke arbeitet seit 35 Jahren als Arzt, Autor und Seminarleiter. Mit Büchern von »Krankheit als Weg« bis »Krankheit als Symbol« begründete er seine ganzheitliche Psychosomatik, die bis in mythische und spirituelle Dimensionen reicht. Die Buch-Trilogie »Schicksalsgesetze«, »Schatten-Prinzip« und »Lebensprinzipien« bildet die philosophische und praktische Grundlage seiner Arbeit. Ruediger Dahlke nutzt seine Seminare und Reisen, um die Welt der Seelenbilder zu beleben und zu eigenverantwortlichen Lebensstrategien anzuregen.

www.dahlke.at

Das einzigartige Selbst-
heilungsprogramm bei Angst

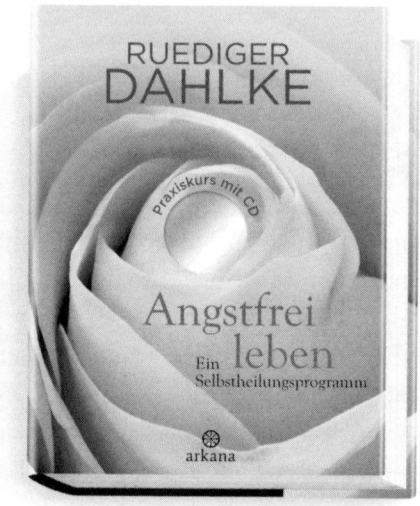

128 Seiten. ISBN 978-3-442-34159-7
auch als E-Book erhältlich

Ruediger Dahlkes Selbstheilungsprogramm umfasst ein
Begleitbuch mit dem notwendigen Wissen über Ängste
und Lösungsangebote sowie eine CD mit zwei geführten
Heilreisen. Damit kann man bedenkenlos auf die Suche
nach den eigenen Ängsten gehen. In der Weite lösen sie
sich auf wie Dunkelheit im Licht.

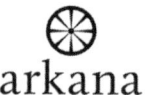

arkana

Das große Werk zu den zentralen Bausteinen des Lebens

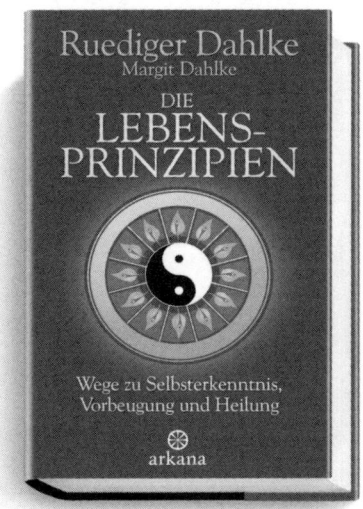

736 Seiten. ISBN 978-3-442-33893-1
auch als E-Book erhältlich

Ruediger Dahlke präsentiert die zwölf Urprinzipien,
auf die sich alle Phänomene des Lebens zurückführen
lassen. Aus diesen Archetypen können wir vieles über uns
und den Kosmos lernen. Ruediger Dahlke zeigt, wie wir
die Lebensprinzipien nutzen können, um im Einklang mit
unserem Inneren und unserer Umwelt zu leben, Krank-
heiten vorzubeugen und Heilung zu erfahren.

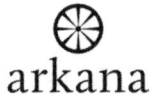

arkana

Vom Sinn der Hindernisse in unserem Leben

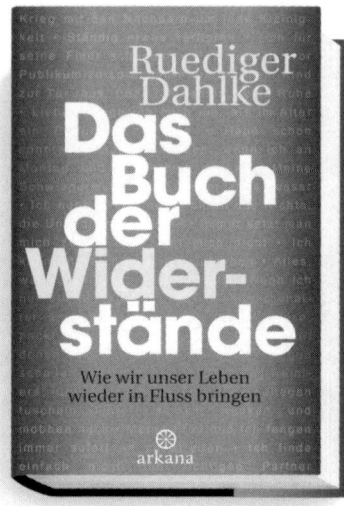

384 Seiten. ISBN 978-3-442-34134-4
auch als E-Book erhältlich

Dieses Buch eignet sich hervorragend zur Auflösung von Hindernissen, blinden Flecken und Ärgernissen im Alltagsleben. Es dient dazu, heikle, nervige oder belastende Situationen und Ereignisse in ihren archetypischen Bezügen sehen zu lernen. Dadurch werden unbewusste Resonanzen, Polarisierungen und Schuldzuweisungen erkennbar. So wird es möglich, den eigenen Anteil zu erkennen – und zu verändern.

Ein anschaulicher, praktischer Beitrag für eine entspannte Lebensgestaltung und einen achtsameren Umgang mit sich selbst und anderen.

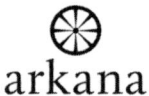

arkana